レット症候群
診療ガイドブック

大阪大学大学院医学系研究科(小児科)
青天目 信
国立精神・神経医療研究センター
伊藤 雅之 編著

はじめに

　レット症候群は、1966年にRett A.によって初めて報告された病気です。ほとんどの患者さんが女児で、乳幼児期からの発達の遅れ、姿勢・運動の障害、特徴的な手の動きなどで気付かれます。その後年齢によって、てんかん、呼吸運動の異常、心電図異常や消化管障害、側弯など全身にさまざまな症状を呈してきます。1983年のHagberg B.らの疾患概念の発表以来、欧米豪を中心に研究が進みました。日本でも1980年代には知られていましたが、診断された患者さんは多くありませんでした。現在では、多彩で複雑な病態の解明が進んでいます。特に、1999年に原因遺伝子としてメチル化CpG結合タンパク2（*MECP2*）の報告以降、分子細胞学的研究が進み、モデル動物が作られ研究が進みました。しかし、それでも診断がされていない患者さんが少なくありません。それは、有病率が女性の約0.008％（2011年本邦の全国調査）という患者数の少なさと、これまで6回も診断基準が見直されているという診断の困難さに起因していると考えられます。

　私たちは、厚生労働省のレット症候群研究班として6年間にわたって、基礎研究から臨床研究、国際共同研究と広く活動してきました。その基盤は、病気を解明し、治療に結びつけたいという研究者と医療従事者、患者家族の熱意と希望です。一日でも早い有効な治療法の確立を願ってやみません。その日が来るまで努力を続けていきますが、今できることは早く診断し、早く療育を含めた対症法をプログラムすることです。それで救われることは少なくありません。こうした問題を少しでも克服するために本書を作りました。一人でも多くの早期診断の一助になれば幸いです。

　平成27年　春

伊藤　雅之
厚生労働省「レット症候群」研究班　代表

目次

はじめに ……………………………………………………………… 3
執筆者一覧 …………………………………………………………… 6

1 レット症候群の概要

1 レット症候群の歴史 ………………………………………… 9
2 レット症候群の診断基準 …………………………………… 15
3 レット症候群の遺伝子 ……………………………………… 25
4 レット症候群の病態 ………………………………………… 39
　付録図 *MECP2* の遺伝学 ………………………………… 45

2 よくある症状の解説と対処法

1 退行 ……………………………………………………………… 51
2 手の合目的的運動の消失 …………………………………… 57
3 手の常同運動とその他の常同運動 ………………………… 65
4 言語コミュニケーションの消失 …………………………… 75
5 歩行障害・粗大運動の障害 ………………………………… 87
6 発育障害と小頭症 …………………………………………… 95
7 てんかん ……………………………………………………… 107
8 自閉性、行動の問題 ………………………………………… 121
9 筋緊張異常、不随意運動 …………………………………… 129
10 睡眠障害 ……………………………………………………… 137
11 痛覚鈍麻と自傷行為 ………………………………………… 145
12 循環器の問題―心機能と血管調節障害― ………………… 157
13 呼吸障害 ……………………………………………………… 165
14 嚥下障害 ……………………………………………………… 171
15 便秘・消化管運動異常 ……………………………………… 183
16 思春期・第二次性徴、内分泌 ……………………………… 189
17 整形外科的問題 ……………………………………………… 195
18 歯科・咀嚼・歯ぎしり ……………………………………… 207
19 リハビリテーションについて ……………………………… 215

3 社会福祉資源 ……………………………………………………… 229

4 今後期待される治療 …………………………………………… 241

おわりに ……………………………………………………………… 250
付記 …………………………………………………………………… 251
索引 …………………………………………………………………… 252

執筆者一覧 (五十音順)

伊藤 雅之(いとう・まさゆき)
国立精神・神経医療研究センター神経研究所疾病研究第二部 (1-4, 4)

梶浦 一郎(かじうら・いちろう)
大阪総合発達療育センター (2-17, 2-19)

坂田 英明(さかた・ひであき)
目白大学耳科学研究所クリニック (2-13)

白川 哲夫(しらかわ・てつお)
日本大学歯学部小児歯科 (2-13)

高橋 悟(たかはし・さとる)
旭川医科大学小児科 (1-3, 2-1)

田村 文誉(たむら・ふみよ)
日本歯科大学口腔リハビリテーション多摩クリニック (2-14)

堤 香奈子(つつみ・かなこ)
大阪大学大学院歯学研究科障害者歯科治療部 (2-18)

青天目 信(なばため・しん)
大阪大学大学院医学系研究科小児科学 (1-2, 2-2, 2-3, 2-4, 2-5, 2-7, 2-9, 2-11, 3)

原 宗嗣(はら・むねつぐ)
久留米大学医学部医学科小児科 (2-6, 2-12, 2-15)

保母 妃美子(ほぼ・きみこ)
日本歯科大学口腔リハビリテーション多摩クリニック (2-14)

松石 豊次郎(まついし・とよじろう)
久留米大学医学部医学科小児科 (1-1, 2-16)

宮本 晶恵(みやもと・あきえ)
北海道立旭川肢体不自由児総合療育センター (2-8, 2-10)

森崎 市治郎(もりさき・いちじろう)
大阪大学大学院歯学研究科障害者歯科治療部 (2-18)

執筆協力
松尾 怜奈　髙橋 裕美　福森 優司
大阪大学医学部附属病院保健医療福祉ネットワーク部 (3)

( ) は担当章と節

1

レット症候群の概要

1-1 レット症候群の歴史

I. レット症候群の概要

　レット症候群は、主に女児に発症し、乳児期早期から筋緊張低下、自閉傾向、その後、乳児期後期に四つ這いや歩行などの障害、言語発達遅滞、重度の知的障害が出現します。また、幼児期〜早期小児期には、目的を持った手の運動機能の消失および、手もみ様、手で絞る、片手を口に持っていき、他方の手で胸を叩く等の特有な手の常同運動が出現します。これらの症状は典型的レット症候群と分類されている症例ではほぼ必発です。また、診断に必ず必要な症状ではありませんが、頭囲発育の停滞と後天的な小頭症、早期小児期の筋緊張亢進、ジストニア、歯ぎしり、過呼吸・無呼吸等の呼吸異常、便秘、冷たく小さい足などの自律神経の異常の頻度は高いです。各症状は年齢依存性に出現することが本疾患の理解で大切です[1]。最初の報告から、ほとんどの患者が女児であるためX染色体性優性遺伝が疑われていましたが、遺伝子連鎖解析より1996年にX染色体長腕のXq28と連鎖がわかり[2]、1999年、Amirらは Methyl-CpG-binding protein 2 gene (*MECP2*) がレッ

ト症候群の主な原因遺伝子である事を発見しました[3]。典型例では約90％以上でMECP2遺伝子が同定されると報告されています。その後、非典型例とされている、早期からけいれんがあり発達が遅れている群の原因遺伝子としてリン酸化酵素cyclin-dependent kinase-like 5 (CDKL5)をコードしている遺伝子変異 (CDKL5)[4]、転写因子forkhead box G1(FOXG1)をコードしている (FOXG1)遺伝子異常[5]などが同定されました。

病態研究は、分子生物学、メチル化に関する基礎研究者もまきこみ、モデル動物も作成され[6,7]ES細胞、iPS細胞を扱う発生、再生医療研究者も加わり、急速な進歩が今なお続いています。

精神運動機能があるステージで改善する症例があること、仮性安定期が認められる点などから、本症は発達障害であり、退行性変性疾患では無いと理解されています[8]。

2. レット症候群の歴史

レット症候群は、1966年にオーストリアの小児神経学者Andreas Rett先生により最初に記載された疾患です[9]。自分のクリニックに手もみ様手の常同行動を示す2人の女児がたまたま同じ待合室にいた事が発見の糸口となりました。てんかんの治療にバルプロ酸を用いている患者さんが多く、2次的に高アンモニア血症を認めたため最初は高アンモニア血症を伴う特殊な症候群であると報告されました。その

後、世界の関心を集めたのは1983年、スウェーデンのBengt Hagberg先生らによるヨーロッパの35例の臨床像のまとめの報告によります[10]。以来、その臨床、神経生理学、神経生化学および神経病理学的研究が世界各国で進められ、神経発達障害の中で、病態が最もよく解明される疾患となりました[11]。本邦での有病率は1万人の女児に約0.9人と推定され、本邦では約1,000人以上が20歳までの女性の患者さんと推定されています[12]。

3. レット症候群の自然史

現在までに2つの大規模コホートの報告があります。Laurvick CLらは、1993年に作成されたオーストラリアの人口をベースにしたregistryであるThe Australian Rett Syndrome Database (ARSD)による調査をまとめています。2004年の12月までに276人が診断され88.4％が*MECP2*遺伝子変異の検査を受け、73％に変異が同定され、有病率は1万人の女性に0.88人でした。

25歳までの生存率はレット症候群女性で77.8％で、オーストラリアの一般生存の99.96％と比べて有意に低い生存でした。

276人のレット症候群女性中、25人（9.1％）が死亡し、原因は肺炎10人と最も多く、次に呼吸障害4人、誤嚥／低酸素3人でした[13]。Kirby RSらはアメリカとカナダの北米におけるデータベースによる長期予後の報告を行いました。彼らは1928人の患者を分析

し、その85.5％は典型例で、13.4％は非典型例でした。1053人で*MECP2*遺伝子変異が検査され、915人（87％）に遺伝子変異が同定されています。また、305人が死亡し（15.8％）、典型例レット症候群が17.9％、非典型例が3.9％と有意に典型例の死亡が高く、その理由として、非典型例は軽症のR133C変異、遅発発症が多いためではないかと推測されました。アメリカのテキサス州の調査では70％の女性患者が35歳まで生存し、一般人口の98％に比べて低い事が報告されています。彼らは推定の95％信頼限界を図示し、レット症候群では典型例、非典型例でいずれも低い生存である事を発表しています[14]。ただし、生存には栄養状態が重要な役割を持っており、胃瘻の開発によって生存が改善している可能性を報告しています[13]。

参考文献

1) 松石豊次郎,「レット症候群研究の現況と展望」, 日本臨床, 71(11)：2043-53, 2013.
2) Sirianni, N. *et al.*; Rett syndrome: confirmation of X-linked dominant inheritance, and localization of the gene to Xq28. *Am J Hum Genet.* 63: 1552-8, 1998.
3) Aimr, RE. *et al.*; Rett syndrome is caused by mutations in X-linked MECP2, encoding methyl-CpG-binding protein 2. *Nat Genet.* 23: 185-8, 1999.
4) Mari, F. *et al.*; CDKL5 belongs to the same molecular pathway of MeCP2 and it is responsible for the early-onset seizure variant of Rett syndrome. *Hum Mol Genet.* 14: 1935-46, 2005.
5) Mencarelli, MA. *et al.*; Novel FOXG1 mutations associated with the congenital variant of Rett syndrome. *J Med Genet.* 47: 49-53, 2010.
6) Guy, J. *et al.*; A mouse *Mecp2*-null mutation causes neurological

symptoms that mimic Rett syndrome. *Nat Genet.* 23: 185-8, 1999.
7) Chen, RZ. *et al.*; Deficiency of methyl-CpG binding protein-2 in CNS neurons results in a Rett-like phenotype in mice. *Nat Genet.* 27: 327-31, 2001.
8) Nuel, JF. *et al.*; Rett syndrome: Revised diagnostic criteria and nomenclature. *Ann Neurol.* 68: 944-50, 2010.
9) Rett, A.; Uber ein eigenartiges hirnatrophisches Syndrome bei Hyperammonamie in Kindesalter. [On an unusual brain atropic syndrome with hyperammonemia in childhood.] *Wien Med Wochenschr.* 116: 723-6, 1966.
10) Hagberg, B. *et al.*; A progressive syndrome of autism, dementia, ataxia, and loss of purposeful hand use in girls: Rett's syndrome: report of 35 cases. *Ann Neurol.* 14: 471-9, 1983.
11) 瀬川昌也ほか，「シンポジウムⅡ．Rett症候群　臨床徴候と遺伝子異常の相関」，脳と発達，34(3)：197-8，2002．
12) 伊藤雅之，「レット症候群の診断と予防・治療確立のための臨床および生物科学の集学的研究」(H22－難治－一般－133) 平成22 ～ 23年度 総合研究報告，5-20，2012．
13) Laurvick, CL. *et al.*; Rett syndrome in Australia: A review of the epidemiology. *J Pediatr.* 148: 347-52, 2006.
14) Kirby, RS. *et al.*; Longevity in Rett syndrome: Analysis of the North American Database. *J Pediatr.* 156: 135-8, 2010.

1-2 レット症候群の診断基準

I. レット症候群の診断基準の歴史

　レット症候群が初めて報告されたのは1966年で[1]、原因遺伝子が判明したのは1999年です。この間、原因が不明であったため、レット症候群は、特徴的な臨床症状を組み合わせて診断基準を設定し、それをもとに診断してきました。その診断基準も、いったん作成された後、実際に運用してからさらに改訂するということを繰り返してきました。

　診断基準のもとになった最初の大規模な症例報告は、1983年の35名の患者のもので、共通する臨床的特徴が検討されました[2]。1984年にウィーンでレット症候群のシンポジウムが開かれ、レット症候群の専門家がさらに臨床症状を検討し、1985年に診断基準を記した論文が刊行されました[3]。この診断基準を使い始めてから、主要な症状以外にもさまざまな症状があること、乳幼児期には症状が十分そろわないこと、一方、思春期以降には重度の運動障害や二次的な身体障害により、症状が不明瞭になりうることがわかってきました。そこで、1988年に、診断基準の改訂版が出され、必須基準(necessary criteria)と支持

的基準(supportive criteria)を分けて記載した診断基準が提案されました[4]。また、診断基準を部分的に満たす不全型の患者が存在することも報告され、1994年には、非定型例のレット症候群の診断基準が発表されています[5]。1994年以降の臨床的知見も含め、さらに診断を簡潔・明瞭にするために簡略化された診断基準が、2002年に発表されました[6]。

2. ICD-10とDSM-IV、DSM-5

　また、こうした診断基準とは別に、ICD-10やDSM-IV、DSM-5といった診断基準もあります。ICDは、世界保健機関(WHO)が、疾病の国際的な統計基準に用いるために公表する「疾病および関連保険問題の国際統計分類(International Statistical Classification of Diseases and Related Health Problems: ICD)」のもので、ICD-10は1990年に発表された、その最新版です。レット症候群は、F84広汎性発達障害の一つとして、F84.2と符号がついています。

　DSMは、アメリカ精神医学会が定める精神科医のための診断指針で、「精神障害の診断と統計の手引き(Diagnostic and Statistical Manual of Mental Disorders: DSM)」と呼ばれています。その第4版であるDSM-IVは1994年に、第5版であるDSM-5は2013年に発表されました。DSM-IVでは、広汎性発達障害の一つとして、299.80レット障害として記載されています。しかし、DSM-IVが発表された5年後に、レット症候群の原因遺伝子が判明しました。も

ともと、DSMは、精神疾患の分類法です。精神疾患は、原因が不明なことが多かったために、分類に際して、原因や病態について無理に追求するよりも、まず、症状を客観的に記載して、診察する医師が違っても同じ症状には同じ病名をつけることを優先しました。その結果、DSMは、症状の分類になっており、レット症候群もレット障害と呼ばれています。しかし、レット症候群の原因がわかったため、症状を分類するDSMに記載することはそぐわないと考えられるようになり、DSMの項目から外されることになりました。なお、DSM-5で自閉症スペクトラム障害とされたものは、自閉性を示す中で原因が明らかになっていないものになります。

以上のICDやDSMは統計で使われるためのもので、実際の臨床では、2002年の診断基準や次項の2010年の診断基準を用いることが実際的でしょう。

3. 最新の診断基準(2010年版)

1985年から2002年までに、ICD-10やDSM-IVを含め、6つの診断基準が発表されてきました。これらの診断基準は、主にレット症候群の専門家が、自分たちの臨床経験をもとにして作ったものでした。近年、医学の世界ではevidence-based medicine(科学的根拠に基づく医療)と言われる潮流があり、こうした疾患の特徴を検討する時にも、系統的に収集されたデータは、専門家の個人的な経験に基づく見解(expert opinion)よりも重視されるようになってきています。

1999年、Amirらにより、レット症候群の原因遺伝子が*MECP2*であることが発見されると[7]、遺伝子を検討することで、さらにいろいろなことがわかってきました。
- 典型的なレット症候群では*MECP2*の変異を認めることが多い
- 非典型的なレット症候群と診断された患者では、*MECP2*に変異を認めないことも多い
- *MECP2*の変異はあっても、レット症候群の診断基準を満たさない症例が存在する

　特に、診断基準[8]を用いて非典型的レット症候群と診断された患者の原因遺伝子として、*MECP2*以外の遺伝子が報告されるようになりました。早期発症てんかん型の患者の一部で*CDKL5*が、先天型の一部で*FOXG1*が、それぞれ同定されています。典型的レット症候群では、6ヵ月から1歳半に発症するまでは、正常か正常に近い発達をします。そして、発症後は、手を使えなくなる、言葉が出なくなるという機能を喪失する退行があります。しかし、*CDKL5*や*FOXG1*の遺伝子異常のある患者では、発達遅滞が非常に重度で、生後、機能獲得ができず、退行と呼べるほどのエピソードがないことが多いとわかってきました。

　以上の知見を受けて、アメリカ合衆国のRTT Rare Disease Clinical Research Center (RDCRC)は、正確な遺伝子診断と系統的な臨床情報収集に基づいてレット症候群の臨床像を明らかにすることを目指して、2006年から2010年にかけて、多数のレット症

候群患者の診察・病歴聴取・遺伝子解析を行いました。この結果、レット症候群の自然歴と遺伝子異常との関連を検討して、提案されたのが2010年の新しい診断基準です[9]。

　この研究では、819人の患者を検討しました。この患者を2002年の診断基準で診断すると、典型的レット症候群と診断された患者は653人いました。その全例で合目的的な手の機能の悪化・喪失、音声言語コミュニケーションの悪化・喪失、歩行異常、手の常同運動の4つの症状を認めました。一方、以前の診断基準に含まれていた他の項目は、4割から7割の患者で認められますが、全例で認められたものはありませんでした。レット症候群の際立った特徴は、いったん退行しますが、その後に安定期が続いたり、時に改善したりするという独特の経過です。神経が変性・脱落を生じる神経変性疾患では、いったん退行すれば階段状に悪化し、安定期や改善が存在するレット症候群のような経過はありません。そこで、回復期・安定期が後続する退行のエピソードがあり、先の4つの症状をすべて有する症例を典型的レット症候群と診断することにし、この4つの症状を主要診断基準と呼ぶことにしました。また、従来の診断基準に含まれていた項目で、主要診断基準ではないものを整理した11項目は、支持的診断基準としました。なお、後天性の小頭症は、最初の診断基準から含まれ、重要視されていた症状でしたが、典型的レット症候群の全例で認めるわけではないことから、診断基準からは外すことになりました。

一方、非典型的・亜型レット症候群と診断された患者は、112人いました。この112人では、主要診断基準4つの内2つ、支持的診断基準11の内5つは満たしました。そのため、これを非典型的・亜型レット症候群の診断基準としました。

　この研究により、より重要で本質的な症状が明らかになり、明瞭・簡潔な診断基準が完成しました[7]。*CDKL5*や*FOXG1*の異常による患者では、初めから重度に障害されており退行を認めないため、新しい診断基準ではレット症候群には含まれません。このように、レット症候群を*MECP2*遺伝子異常陽性例のみに限定していく方向性はありますが、一方で、*MECP2*遺伝子異常が陽性でも、レット症候群と診断できない人たちがいるとして、レット症候群は、遺伝子の異常できまる疾患ではなく、あくまでも臨床症状で診断する疾患であるという姿勢も保持しています。

　2010年の診断基準では、これまで数多くあった診断基準の数を少なくし、また典型例の診断については、5つまでに絞ったこと、手や言葉の退行がどの程度まで退行したら陽性所見と取るのかを明確にしたという点で、画期的な診断基準であると考えられます。この新しく使いやすい診断基準を用いて、レット症候群が確実に診断されることが期待されています。

　診断が困難な場合には、巻末の付記にある施設にご相談下さい。

レット症候群診断基準改訂版（2010年版）

生後頭囲の成長速度が遅れてきた時にも診断を考慮する[a]

A 典型的・古典的レット症候群の診断要件
  A-1. 退行のエピソードがあること（ただしその後、回復期や安定期が存在する）[b]
  A-2. すべての主要診断基準とすべての除外診断基準を満たすこと
  注）支持的診断基準は必須ではないが、典型的レット症候群で認められることは多い

B 非典型的・亜型レット症候群の診断要件
  B-1. 退行のエピソードがあること（ただしその後回復期や安定期が存在する）[b]
  B-2. 4つの主要診断基準のうち2つ以上を満たすこと
  B-3. 11の支持的診断基準のうち5つ以上を満たすこと

主要診断基準
  1. 合目的的な手の機能の喪失：意味のある手の運動機能を習得した後に、その機能を部分的、あるいは完全に喪失すること
  2. 音声言語コミュニケーションの喪失：音声言語cを習得後に、その機能を部分的、あるいは完全に喪失すること
  3. 歩行異常：歩行障害、歩行失行
  4. 手の常同運動：手をねじる・絞る、手を叩く・鳴らす、口に入れる、手を洗ったりこすったりするような自動運動

典型的レット症候群診断のための除外基準
  1. 明らかな原因のある脳障害（周産期・周生期・後天性の脳障害、神経代謝疾患、重度感染症などによる脳損傷[d]）
  2. 生後6ヵ月までに出現した精神運動発達の明らかな異常[e]

非典型的レット症候群診断のための支持的診断基準[f)]
1. 覚醒時の呼吸異常
2. 覚醒時の歯ぎしり
3. 睡眠リズム障害
4. 筋緊張異常
5. 末梢血管運動反射異常[g)]
6. 側弯・前弯
7. 成長障害
8. 小さく冷たい手足
9. 不適切な笑い・叫び
10. 痛覚への反応の鈍麻
11. 目によるコミュニケーション、じっと見つめるしぐさ

a) 頭囲拡大の速度が鈍化することは、以前の診断基準(2002年版など)では、必須診断基準の項目に含まれていましたが、全例で認めるものではないことが明らかになりました。しかし、有名で特徴的な症候であり、臨床医がレット症候群を鑑別診断に思いつく可能性があるため、前文としては記載することにしました。ただし、診断基準には含めません。

b) 2010年の診断基準では、臨床症状がそろった時にレット症候群と診断します。明らかな退行が出現する前に*MECP2*の遺伝子変異が同定された患者では、退行以外の臨床所見がレット症候群と考えられる場合には、3歳未満の場合に「レット症候群疑い例 (possible Rett syndrome)」と診断をつけます。こうした患者は明らかな退行を認めるまでは6〜12ヵ月おきに診察をして再評価をします。退行が明らかになれば、診断は「確定的なレット症候群 (definite Rett syndrome)」に変更します。しかし、5歳までに明らかな退行がない場合には、レット症候群の可能性は低くなります。

c) 音声言語コミュニケーションの喪失の判断は、患者が発語・発声を、最もできるようになった状態を基準にします。これは、明確な単語やそれ以上の言語機能でなくてもよく、喃語※でもよいとされています。喃語や単語などが消失した場合には、それを習得した言語を喪失したと判定します。

※喃語：乳児期に出す意味のない声を指します。生後2～3ヵ月頃のアーアー、ウーウー、5～6ヵ月頃のバーバー、ダーダーという声など。9～10ヵ月頃までに母音・子音を発音する技術が確立すると、単語を話せなくても、成人の発話に近い発声が可能となります。声帯や咽頭・喉頭などの発声器官の運動練習という意味があると言われていますが、初期は必ずしも周囲の人への意思伝達の意図があるとは限りません。

d) 神経症状を直接生じると考えられる所見が、神経学的診察、眼科的診察、またはMRIやCTで認められることです。

e) 正常の発達水準で、定頸（首のすわり）、嚥下、あやし笑いが認められない場合を指します。生後6ヵ月までに、全身性の軽い筋緊張異常や微細な発達異常が生じることは、レット症候群では認められることも多く、除外診断基準とはなりません※※。

※※レット症候群の患者の自発的な運動をビデオ解析した研究で、生後4ヵ月までの動きについても、診断がつく前に家族が撮影していたビデオを用いて、general movementを含めて、全例で異常を認めた、とする研究があり、運動発達は早期から異常の可能性があります。

f) ここに挙げた臨床症候は、診察時に認められなくても、過去に存在すれば支持的診断基準を満たしたと考えます。こうした症候の多くは年齢を経るとともに変化し、特定の年齢で明らかになるか優勢になります。そのため、非典型的レット症候群の診断は、年少例よりも年長例の方が容易です。5歳未満の若い患者で、退行期があり、主要診断基準を2つ以上満たすが、支持的診断基準が5つ以上は認められない場合には、「非典型的レット症候群疑い例 (probably atypical Rett syndrome)」と診断すべきです。こうした患者はその後も再評価し、診断をその時の所見に合わせて変更します。

g) 環境や外界からの刺激（寒冷・疼痛・緊張、入浴など）に応じて、末梢血管が拡張・収縮する反応です。

参考文献

1) Rett, A.; [On a unusual brain atrophy syndrome in hyperammonemia in childhood]. *Wien Med Wochenschr.* 116: 723-6, 1966.

2) Hagberg, B. *et al.*; A progressive syndrome of autism, dementia,

ataxia, and loss of purposeful hand use in girls: Rett's syndrome: report of 35 cases. *Ann Neurol.* 14: 471-9, 1983.

3) Hagberg, B. *et al.*; Rett syndrome: criteria for inclusion and exclusion. *Brain Dev.* 7: 372-3, 1985.

4) Diagnostic criteria for Rett syndrome. The Rett Syndrome Diagnostic Criteria Work Group. *Ann Neurol.* 23: 425-8, 1988.

5) Hagberg, BA. and Skjeldal, OH.; Rett variants: a suggested model for inclusion criteria. *Pediatr Neurol.* 11: 5-11, 1994.

6) Hagberg, B. *et al.*; An update on clinically applicable diagnostic criteria in Rett syndrome. Comments to Rett Syndrome Clinical Criteria Consensus Panel Satellite to European Paediatric Neurology Society Meeting, Baden Baden, Germany, 11 September 2001. *Eur J Paediatr Neurol.* 6: 293-7, 2002.

7) Neul, JL. *et al.*; Rett syndrome: revised diagnostic criteria and nomenclature. *Ann Neurol.* 68: 944-50, 2010.

8) Amir, RE. *et al.*; Rett syndrome is caused by mutations in X-linked MECP2, encoding methyl-CpG-binding protein 2. *Nat Genet.* 23: 185-8, 1999.

9) Percy, AK. *et al.*; Rett syndrome diagnostic criteria: lessons from the Natural History Study. *Ann Neurol.* 68: 951-5, 2010.

1-3 レット症候群の遺伝子

1. はじめに

　レット症候群は、主に女児に発症し、多彩な神経症状が年齢依存性に出現する神経発達障害です。本症の病因遺伝子は、X染色体上(Xq28)にあるmethyl-CpG binding protein 2遺伝子(*MECP2*)で[1]、典型例のおよそ95%の症例で病的変異が同定されます[2,3]。しかし、自閉症スペクトラム障害や精神遅滞と診断されている患者の中にも、*MECP2*の病的変異を有している例があり[4-6]、*MECP2*変異による臨床像は多彩であると考えられています。レット症候群の診断は、その特徴的な臨床症状に基づいて行われ、遺伝子変異の有無がレット症候群の診断に直結するものではありません[3,7]。しかし、遺伝子検査は、臨床診断を確実にし、分子メカニズムに基づいた治療法開発のための大切な情報を提供します。(章末付録図参照)

　レット症候群のすべての診断基準を満たさなくとも、手の運動や言語機能の退行を示し、特徴的な症状が随伴している場合には、非典型的レット症候群と診断されます[3]。典型例と同様の経過を示しながらも、進行が遅い言語能力維持型(preserved speech variant)では、手を使い、言語機能もある程度回復傾向を示します。*MECP2*の特定の変異（p.Arg133CysやC末端の蛋白短縮変異）によることが多いと報告されています[8]。この他にも、乳児期から難治性のけいれん発作が頻発する早期発症てんかん型（early seizure variant）や生後早期から発達遅滞が明らかとなる先天型（congenital variant）が知られています。早期発症てんかん型の病因遺伝子として cyclin-dependent kinase-like 5 遺伝子（*CDKL5*）が[9]、先天型の病因遺伝子として forkhead box G1 遺伝子（*FOXG1*）が同定されています[10]。

本章では、レット症候群の病因遺伝子として同定されている3つの遺伝子（*MECP2*、*CDKL5*、*FOXG1*）について、その臨床遺伝学的な特徴を概説します。

2. 典型的レット症候群の臨床症状

ここでは次に述べる非典型的レット症候群の臨床的特徴を理解するために、典型例の臨床像を簡単にまとめます（詳細は別項を参照）。典型的レット症候群の女児は、生後6ヵ月あるいは18ヵ月までは発達の異常に気付かれず、正常に発達したと表現されます。しかし、乳児期後期から幼児期になると、精神運動発達の停滞が明らかとなり、言語および運動機能が急速に退行します。特に、一度獲得した手の合目的運動の消失とそれに引き続き出現する手もみ様の常同運動は特徴的な所見です。幼児期の急速な退

行現象のあと、神経症状は安定期に入ります。頭囲の発育速度は低下しますが、小頭症はすべての患者にみられるものではなく、およそ20％の患者では正常範囲内の頭囲を示します[7]。てんかんは、患者のおよそ60％に合併し、多くは3歳から10歳までの間に発症します。したがって、3歳未満でてんかんを発症することはまれです[11]。

3. 非典型的レット症候群の臨床的特徴

非典型的レット症候群においても、回復期や安定期の後続する退行がみられることが、診断上の必須要件です[3]。

言語能力維持型（preserved speech variant）

退行を示す時期は、2歳頃と典型的レット症候群（平均 生後18ヵ月）よりも遅く、ゆっくりした経過をたどります[8]。自閉症的な発達特性を有しながらも、手の運動機能や言語機能はある程度回復傾向を示します。成長障害を伴わず、むしろ肥満となる傾向があります。

早期発症てんかん型（early seizure variant）

臨床経過は典型的レット症候群に類似しますが、乳児期から難治性てんかんを発症する点が特徴的です。てんかんは、生後1週から5ヵ月と乳児期早期から発症し、その臨床経過は年齢依存性に3つのステージに分けることができます[12]。発症時（ステージ1）

には、焦点性発作や全身性強直間代発作を頻回に繰り返しますが、発作間欠期脳波では異常を認めないことが多いと言われます。その後、点頭てんかんへ変容し（ステージ2）、さらに強直発作やミオクロニー発作を主体とし発作間欠期脳波では多焦点性異常波を示す症候性てんかん（ステージ3）へと変容していきます。患者は、乳児期早期から筋緊張低下が著明で重度の発達遅滞があり、明らかな退行期を認めないために非典型的レット症候群とは診断できないことも多いようです。病因遺伝子として同定された*CDKL5*は、X染色体上(Xp22)に存在しますが、女児に限らず男児も本症を発症します[13]。

先天型（congenital variant）

乳児期早期から重度の発達遅滞を呈するために、退行期を同定できないことがあります。そのような場合には、非典型的レット症候群とは診断されないため、*FOXG1*関連脳症と診断することが提唱されています[14]。本症の常同運動は、典型的レット症候群でみられる手もみ様運動とは異なり、舌を繰り返して突出させ、上肢の不規則で激しい動きを伴う点が特徴的です[15]。また、斜視を伴うことが多いために眼科を初診している場合があります。頭囲の発育は乳児期早期から遅れ、著しい小頭症を呈します。頭部MRIでは、前頭側頭葉の発育不良と髄鞘化遅延、脳梁の低形成がみられます[16]。この先天型の病因遺伝子として同定された*FOXG1*遺伝子は、常染色体14q12に存在しているために、女児に限らず男性患

者も経験されます。

4. レット症候群の臨床遺伝学的特徴

レット症候群の病因遺伝子として同定されている3つの遺伝子（*MECP2, CDKL5, FOXG1*）について、その臨床遺伝学的特徴を概説します（表1）。

*MECP2*遺伝子とは

X染色体上（Xq28）にある遺伝子で、典型的レット症候群の90％以上の患者において病的変異が同定されます。現在までに、200種以上の異なる変異が報告されています（mecp2.chw.edu.au）。MECP2蛋白は、遺伝子DNAのメチル化シトシンに結合して遺伝子の転写を制御します。MECP2蛋白の制御を受ける遺伝子は多数あり、MECP2の異常により発現量が増加する遺伝子もあるし、低下する遺伝子もあります[17]。

表 1

病因遺伝子	*MECP2*		*CDKL5*	*FOXG1*
遺伝子座	Xq28		Xp22	14q12
遺伝子の機能	エピジェネティクスによる遺伝子発現調節		神経細胞のリン酸化酵素	終脳発生に必須の転写因子
患者性別	女児	男児	女児／男児	女児／男児
機能喪失による臨床像	・典型的Rett症候群 ・非典型的Rett症候群 　（言語能力維持型） ・自閉症 ・精神遅滞	・致死的重症脳症 ・精神遅滞	・非典型的Rett症候群 　（早期発症てんかん型） ・早期乳児てんかん性脳症	・非典型的Rett症候群 　（先天型） ・FOXG1関連脳症

このようにレット症候群の病態は、遺伝子DNAの塩基配列変化を伴わずにその発現量を調節する"エピジェネティクス"と呼ばれる遺伝子発現制御機構の異常と考えられています。

*MECP2*遺伝子型と臨床型との関連

特定の遺伝子変異型が臨床的重症度と関連があることが示されており、p.Arg133Cys、p.Arg294X、p.Arg306Cys、C末端の蛋白短縮変異やミスセンス変異は軽症例で同定されることが多く、p.Arg106Trp、p.Arg168X、p.Arg255X、p.Arg270X、スプライス部位変異、挿入や欠失は重症となる傾向があります[18]。しかし、同じ遺伝子変異を有する患者間でも、臨床症状の重症度には差があり、遺伝子変異型から臨床的重症度を予測することは困難です。

その要因の一つとして、X染色体の不活化という現象が考えられています[19]。女性では、2本あるX染色体からの過剰な遺伝子発現を避けるために片方のX染色体は不活化されています。どちらのX染色体が不活化されるかは、個々の細胞で無作為に決まっています。たとえば、変異*MECP2*のあるX染色体の不活化が偏って多くなると、もう一方のX染色体からは正常*MECP2*が発現するので、その*MECP2*変異を有する女性は軽症か無症状になります。このように、変異*MECP2*を有する女性では、X染色体の不活化パターンによって臨床症状の重症度は変わります。実際に、*MECP2*変異を有していても、レット症候群の診断基準を満たさない軽症例が存在します[4-6]。

MECP2 変異を有する男性

　男性ではX染色体は1本しかないので、致死的な重症新生児脳症を発症します。*MECP2*変異を有する男性が生存できるのは、2本のX染色体を持つKlinefelter個体（47, XXY）か体細胞モザイクの場合と考えられています。しかし、近年の研究によると*MECP2*のC末端側での変異の場合には、男性でも長期生存が可能で、知的障害を呈することが判ってきました[5,20]。知的障害を有する男性患者2,597人中46人（1.7％）で、*MECP2*変異が同定されたと報告されています[5]。同集団で同定された脆弱X症候群の頻度が2.5％であったことを考えると、*MECP2*変異は男性の知的障害の原因としてまれなものではないと考えられます。

MECP2 変異と遺伝カウンセリング

　*MECP2*変異によるレット症候群は、X連鎖性優性の遺伝形式をとります。しかし、患者の99％以上は散発例で、発端者のみに変異がみられる突然変異に起因するため、家族内での同胞発症はありません。しかし、まれに精子や卵子の前駆細胞である生殖細胞の病的変異モザイクを持つ親から遺伝する場合があります。さらに、きわめてまれですが、変異*MECP2*のあるX染色体が選択的に不活化されている母親保因者から遺伝することがあり、この場合には変異が子どもに遺伝する確率は50％となります。

CDKL5遺伝子とは

遺伝子座はX染色体上(Xp22)にあり、リン酸化酵素CDKL5をコードしています。乳児期よりてんかん発作が頻発する非典型的レット症候群（早期発症てんかん型）の原因遺伝子として同定されました[9]。しかし、*CDKL5*異常が見つかった患者の中には、退行期がみられず非典型的レット症候群の診断基準[3]を満たさない症例も少なくないことが判ってきました。CDKL5は、神経細胞の核や樹状突起に存在しており、その機能喪失はシナプス形成や細胞内シグナル伝達機構の異常を引き起こします。*CDKL5*ノックアウトマウスは、自閉症様症状を呈することが報告されています[21]。

CDKL5遺伝子型と臨床型との関連

*CDKL5*異常による臨床像は多彩で、てんかんがコントロールされ歩行可能な軽症例から難治性てんかんを伴い重度の精神運動発達遅滞を呈する患者までおり、その重症度の幅は広いと考えられています[22]。しかし、これまでに報告されている多くの症例では、難治性てんかんを伴い、歩行不能で重度の知的障害を有しています[23]。遺伝子型と臨床像との関連を明らかにするには多数例での検討が必要であり今後の研究課題ですが、*CDKL5*の酵素触媒ドメインの変異では重症化しやすい傾向があります。

CDKL5変異と遺伝カウンセリング

3人の同胞が発症した一家系の報告があり、生殖細

胞の病的変異モザイクを持つ親から遺伝した可能性が考えられています[24]。この報告例を除くと、家系内での同胞発症の報告はなく、患者のみに変異がみられる突然変異に起因したものばかりです。

FOXG1遺伝子とは

14番染色体長腕(14q13)に位置し、脳の発生、特に終脳の発生に重要な転写因子FOXG1をコードしています。生後早期から重度の発達遅滞がみられる"先天型"と呼ばれる非典型的レット症候群の患者において、*FOXG1*の機能喪失性変異が同定されました[10]。しかし、FOXG1の機能喪失は、著しい小頭症をきたし、重度の発達遅滞を呈するために、非典型的レット症候群と診断する上で必須とされる「退行」がみられない症例が多いことが判ってきました[14]。

FOXG1遺伝子型と臨床型との関連

*FOXG1*変異に関連した神経障害は重度で、比較的均一な臨床像を呈します。有意語の表出や歩行が可能になった症例の報告はありませんが、支えると立位をとれる症例の報告があり、遺伝子型から臨床的重症度を予測することは困難です[25]。

FOXG1変異と遺伝カウンセリング

*FOXG1*変異に関連した脳症は、常染色体優性遺伝形式をとります。現在までに家族内での同胞発症の報告はなく、患者のみに変異がみられる突然変異に起因したものばかりです。

5. 遺伝子検査を依頼する際の注意点

末梢血検体からDNAを抽出する場合、検体の保存条件（温度・時間）、白血球数、凝固傾向の有無、および抽出方法により、回収されるDNA量は変わります。検体の採取方法・輸送方法については、遺伝子検査の依頼先に予め確認することが大切です。一般的に、使用する抗凝固剤は、EDTAが最適です。EDTAは、溶液中の2価の陽イオンをキレートすることによって核酸分解酵素によるDNAの分解を抑制します。クエン酸ナトリウムも使用可能ですが、ヘパリンは遺伝子増幅を阻害する恐れがありますので、ヘパリン採血管の使用は避けるべきです。また、検体の輸送に際しては、凍結しないように冷蔵で送るほうが安全です。凍結融解を繰り返すと、血球細胞が壊れてDNAが外液中に流れ出てしまいます。

6. おわりに

レット症候群の病因遺伝子*MECP2*が同定されてから10年以上を経過し、分子病態については多くの知見が集積されてきました。今後の10年では、有効な治療法の開発が期待されています。信頼性の高い治療研究を推進するためには、同一の診断基準に基づいて評価され、病因遺伝子変異が同定された患者集団での研究が必要です。レット症候群のモデル動物に正常量のMECP2を発現させると、その動物の神

経症状は回復することから[26]、治療法開発のための研究が精力的に進められています。レット症候群の臨床的重症度は、遺伝子変異の位置やタイプ、X染色体の不活化パターンの影響を受けます。近年の研究によると、臨床的重症度に影響を与えるもう一つの因子として、修飾遺伝子（modifier gene）が同定され、レット症候群の治療標的でなる可能性が示されています[27, 28]。症状を軽減する修飾遺伝子も同定され、治療への応用が期待されています[28]。

参考文献

1) Amir, RE. *et al.*; Rett syndrome is caused by mutations in X-linked MECP2, encoding methyl-CpG-binding protein 2. *Nat Genet.* 23: 185-8, 1999.
2) Neul, JL. *et al.*; Specific mutations in methyl-CpG-binding protein 2 confer different severity in Rett syndrome. *Neurology.* 70: 1313-21, 2008.
3) Neul, JL. *et al.*; Rett syndrome: revised diagnostic criteria and nomenclature. *Ann Neurol.* 68: 944-59, 2010.
4) Carney, RM. *et al.*; Identification of MeCP2 mutations in a series of females with autistic disorder. *Pediatr Neurol.* 28: 205-11, 2003.
5) Villard, L.; MECP2 mutations in males. *J Med Genet.* 44: 417-23, 2007.
6) Suter, B. *et al.*; MECP2 mutations in people without Rett syndrome. *J Autism Dev Disord.* 44: 703-11, 2014.
7) Renieri, A. *et al.*; Diagnostic criteria for the Zappella variant of Rett syndrome (the preserved speech variant). *Brain Dev.* 31: 208-16, 2009.
8) Percy, AK. *et al.*; Rett syndrome diagnostic criteria: lessons from the Natural History Study. *Ann Neurol.* 68: 951-5, 2010.
9) Tao, J. *et al.*; Mutations in the X-linked cyclin-dependent kinase-like 5 (CDKL5/STK9) gene are associated with severe neurodevelopmental retardation. *Am J Hum Genet.* 75: 1149-54,

2004.
10) Ariani, F. *et al.*; FOXG1 is responsible for the congenital variant of Rett syndrome. *Am J Hum Genet.* 83: 89-93, 2008.
11) Glaze, DG. *et al.*; Epilepsy and the natural history of Rett syndrome. *Neurology.* 74: 909-12, 2010.
12) Bahi-Buisson, N. *et al.*; The three stages of epilepsy in patients with CDKL5 mutations. *Epilepsia.* 49: 1027-37, 2008.
13) Liang, JS. *et al.*; CDKL5 alterations lead to early epileptic encephalopathy in both genders. *Epilepsia.* 52: 1835-42, 2011.
14) Guerrini, R. *et al.*; Epilepsy in Rett syndrome, and CDKL5- and FOXG1-gene-related encephalopathies. *Epilepsia.* 53: 2067-78, 2012.
15) Florian, C. *et al.*; FOXG1 -related disorders: from clinical description to molecular genetics. *Mol Syndromol.* 2: 153-63, 2011.
16) Takahashi, S. *et al.*; FOXG1 mutations in Japanese patients with the congenital variant of Rett syndrome. *Clin Genet.* 82: 569-73, 2012.
17) Chahrour, M. et al.; MeCP2, a key contributor to neurological disease, activates and represses transcription. *Science.* 320: 1224-9, 2008.
18) Cuddapah, VA. *et al.*; Methyl-CpG-binding protein 2 (MECP2) mutation type is associated with disease severity in Rett syndrome. *J Med Genet.* 51: 152-8, 2014.
19) Ishii, T. *et al.*; The role of different X-inactivation pattern on the variable clinical phenotype with Rett syndrome. *Brain Dev.* 23 Suppl 1: S161-4, 2001.
20) Baker, SA. *et al.*; An AT-hook domain in MeCP2 determines the clinical course of Rett syndrome and related disorders. *Cell.* 152: 984-96, 2013.
21) Wang, IT. *et al.*; Loss of CDKL5 disrupts kinome profile and event-related potentials leading to autistic-like phenotypes in mice. *Proc Natl Acad Sci U S A.* 109: 21516-21, 2012.
22) Bahi-Buisson, N. *et al.*; Recurrent mutations in the CDKL5 gene: genotype-phenotype relationships. *Am J Med Genet A.* 158A: 1612-9, 2012.
23) Zhao, Y. *et al.*; Clinical features and gene mutational spectrum of CDKL5-related diseases in a cohort of Chinese patients. *BMC Med Genet.* 15: 24, 2014.

24) Weaving, LS. *et al.*; Mutations of CDKL5 cause a severe neurodevelopmental disorder with infantile spasms and mental retardation. *Am J Hum Genet.* 75: 1079-93, 2004.
25) Florian, C. *et al.*; FOXG1-related disorders: from clinical description to molecular genetics. *Mol Syndromol.* 2: 153-63, 2011.
26) Guy, J. *et al.*; Reversal of neurological defects in a mouse model of Rett syndrome. *Science.* 315: 1143-7, 2007.
27) Grillo, E. *et al.*; Revealing the complexity of a monogenic disease: rett syndrome exome sequencing. *PLoS One.* 8: e56599, 2013.
28) Buchovecky, CM. *et al.*; A suppressor screen in Mecp2 mutant mice implicates cholesterol metabolism in Rett syndrome. *Nat Genet.* 45: 1013-20, 2013.

1-4 レット症候群の病態

1. はじめに

　レット症候群の原因遺伝子として、1999年にmethyl CpG binding protein 2（*MECP2*）であることが報告されました[1]。典型的レット症候群患者の80〜90％に*MECP2*遺伝子異常がみつかっています。しかし、*MECP2*遺伝子異常がみつからない患者もあります。このうち、2005年に早期から難治性てんかんを呈するレット症候群患者にCyclin-depandant kinase-like 5（*CDKL5*）が、2008年に乳児期早期から症状を呈するレット症候群の中からForkhead-box G1 (*FOXG1*)が原因遺伝子として報告されました。最近では、これら非典型的レット症候群は典型的レット症候群と一部の症状で重なりがみられるものの、同一の疾患範疇に入るか疑問視され、*CDKL5*関連症候群や*FOXG1*症候群などとして報告されることがあります。「1. レット症候群の概要　3 レット症候群の遺伝子」の節と重複しますが、ここでは*MECP2*遺伝子の機能とその障害を中心に、これら三つの遺伝子の病気からみた機能について概説します。

2. *MECP2*遺伝子異常とその分子病態

*MECP2*は、1992年Adrian Birdらによって、ゲノムDNAのメチル化による遺伝子発現抑制機構に働く分子としてみつかりました。*MECP2*は4つのエクソンからなり、それがコードするMECP2タンパクはメチル化DNA結合領域（MBD）と転写抑制領域（TRD）の機能領域をもちます。MBDはゲノムDNA上のメチル化されたシトシンとグアニン（CpG）部分に特異的に結合し、TRDはSin3AとHDACと複合体を形成してヒストンタンパクの凝集を起こし、その標的遺伝子の転写を抑制します。この遺伝子異常による機能障害は、標的遺伝子の発現を制御することができなくなると考えられています。これが病態形成の最初の段階であり、MECP2が標的とする遺伝子の機能障害

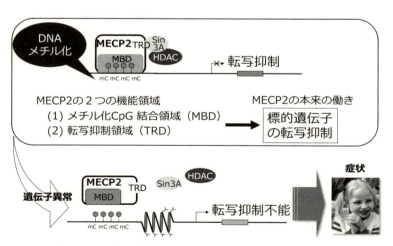

図1　メチル化CpG結合タンパク2（MECP2）の働きとその障害

表1　いままでにみつかっている主なMECP2の標的遺伝子

MECP2 標的遺伝子	遺伝子産物の機能	生体での機能
Bdnf	神経栄養因子	神経細胞の成熟など
xHairy2a	転写抑制因子	中枢神経の発生
DLX5 / Dlx5	転写因子	GABA作動性抑制性神経細胞の発生
Sgk1	キナーゼ	外胚葉のアポトーシス制御
Fkbp5	グルココルチコイド受容体の調節因子	栄養因子伝達系
Uqcrc1	ミトコンドリア呼吸鎖酵素	ミトコンドリア機能発現
FXYD1 / Fxyd1	イオンチャンネル制御因子	細胞膜のイオン輸送調節
IGFBP3 / Igfbp3	栄養因子伝達系	IGF-1の調節
Crh	神経ペプチド	神経系の情報伝達
UBE3A	ユビキチンリガーゼ	（アンジェルマン症候群責任遺伝子）
GABAR3	GABA受容体	神経系の情報伝達

文献2）より改変

がレット症候群の症状を決めるものと考えられています（図1）。

　MECP2の機能が転写抑制であるため、レット症候群の原因遺伝子として報告されて以来、MECP2が直接関与してレット症候群の病態形成につながる標的遺伝子が少なからずみつかっています（表1）[2]。これらの中には、BDNFやIGFBP3などの神経細胞の成長・成熟に関与する分子や神経系の発生やGABA抑制性神経細胞の発生・分化に重要な分子含まれています[3]。まだみつかっていない分子も含めて、レット症候群では複雑な細胞内、および細胞間の機能障害がもたらされていることが垣間みられます。

　最近ではMECP2の機能として、染色体の構造やマイクロRNAの制御、alternative splicingなどたくさんの機能があることが分かってきました[4]。このように、MECP2は広く複雑な分子発現機能に直接関与してい

ます。今後、その分子病態の全体像が解明され、レット症候群の病気のすべてが説明できるようになることが待たれます。

3. *CDKL5*遺伝子異常とその分子病態

　Cyclin dependent-like kinase 5（*CDKL5*）遺伝子はX染色体上にあり、その変異がレット症候群様の症状の患者にみつかっています。*CDKL5*遺伝子変異を有するほとんどの症例が非典型的レット症候群（早期発症てんかん型（early seizure variant））です。また、*CDKL5*遺伝子変異は重度な知的障害と早期発症の難治性てんかんを呈する男性患者にもみられます。

　MECP2は、Calmodurin-dependent protein kinase II（CaMKII）によるリン酸化をうけることで神経細胞の樹状突起の再構築やシナプス形成をすることが報告されています。CaMKIIは成熟した神経細胞に発現していることから、MECP2は神経細胞の維持と機能発現に重要な働きをしていることが推察されています。一方、細胞生物学的に、CDKL5のリン酸化シグナル系がMECP2と密接に関係しています[5]。CDKL5によるMECP2のリン酸化の機能はまだ十分に分かっていませんが、CDKL5も分子生物学的に神経細胞の機能発現に影響を及ぼしています。このことが、*CDKL5*遺伝子変異の表現型が、*MECP2*遺伝子変異の臨床像に、一部似たことが起こっている分子病態であると考えられています。

4. *FOXG1* 遺伝子異常とその分子病態

　Fork-head box G1 (*FOXG1*)遺伝子は、14番染色体上にありレット症候群の先天型（Congenital variant）で遺伝子変異がみつかっています。ヘテロ接合体の遺伝子異常で発症するため、乳児期早期から重度な発達を呈する男児にもみつかることがあります。軽度の顔面奇形と脳形成障害を伴うのが特徴です[6]。

　FOXG1は発生初期に神経細胞の移動に働き、大脳皮質の層構造を作る重要な分子であることが分かっています。特に、胎児期早期の前頭葉で強く発現しています。一方、生後には、その発現はほとんどなくなりますが、FOXG1はWNTシグナルを抑制することが知られ、シナプス接続やシナプスの成熟、可塑性に関与していると考えられています。また、FOXG1が成熟した神経細胞の神経保護作用を有することが示唆されています。MECP2との相互作用は明確ではありませんが、胎児期の前頭葉形成と生後の神経細胞保護作用が解明され、FOXG1の機能障害が神経細胞の機能に重大な影響を及ぼし、それが脳機能障害と結びついていることが想定されています。

5. 最後に

　原因遺伝子が分かったときはスタートラインに立ったにすぎません。病気を知り、病気を治すとは、その病気の成り立ち（病態）を理解し、それに

あった治療法をみつけ出すことです。そのためには、MECP2遺伝子をはじめとした遺伝子改変マウスの研究が、レット症候群のような難病の病態解明には欠かせません。その一方で、マウスの研究から得られた知見が必ずしもヒトの病気に応用できないことも経験します。いまは、そこを埋めていく作業を繰り返しながら、解明されていない真実を求めながらゴールをめざしています。

参考文献

1) Amir, RE. *et al*. Rett syndrome is caused by mutations in X-linked MECP2, encoding methyl-CpG-binding protein 2. *Nat Genet*, 23: 185-8, 1999.
2) Chahrour, M. *et al*. The story of Rett syndrome: From clinic to neurology. *Neuron*, 56: 422-3, 2007.
3) Itoh, M. *et al*: Methyl CpG-binding protein 2 (a mutation of which causes Rett syndrome) directly regulates insulin-like growth factor binding protein 3 in mouse and human brains. *J Neuropathol Exp Neurol*, 66: 117-23, 2007.
4) Jorge, C. *et al*. Mechanisms and therapeutic challenges in autism spectrum disorders: insights from Rett syndrome. *Curr Opin Neurol*, 26: 154-9, 2013.
5) Mari, F. *et al*. CDKL5 belongs to the same molecular pathway of MeCP2 and it is responsible for the early-onset seizure variant of Rett syndrome. *Hum Mol Genet*, 14: 1935-46, 2005.
6) Mencarelli, MA. *et al*. Novel FOXG1 mutations associated with the congenital variant of Rett syndrome. *J Med Genet*, 47: 49-53, 2010.

付録図
MECP2の遺伝学

付録図 1

a 大脳皮質の細胞と核：遺伝を担う物質である遺伝子は各細胞の核の中に収められている。

b 核の中の遺伝子は、染色体と呼ばれる断片に分かれている。染色体は、細胞が増えて分裂する時に見えるようになる。

c あるレット症候群の患者の染色体の写真（女性）

　染色体は、ヒトでは46本あり、父から23本、母から23本を受け継ぐ。性別を決定する特殊な2本は性染色体と呼び、それ以外の44本は常染色体と呼ぶ。常染色体は、大きなものから順番に1番から22番まで番号がついている。性染色体にはXとYの2種類があり、女性はX染色体を2本、男性はX染色体とY染色体を1本ずつ持っている。子どもに染色体が引き継がれるとき、父親からX染色体をもらえば女性に、Y染色体をもらえば男性になる。レット症候群の原因になる遺伝子の変異は、通常、顕微鏡ではわからない非常に微細な変化によるので、こうした染色体検査では異常はわからない。

付録図 2

a 染色体を拡大すると、DNAが2本絡み合って鎖を作っている。

b DNAを拡大すると、鎖には塩基という分子がつながっている。2本の鎖は、塩基によって向い合せになって結びついている。塩基は4種類あり、その4種類の塩基が様々に並んで遺伝子の情報を決めている。ヒトの遺伝子上には、約30億の塩基対が並んでいる。

c DNAの重要な役割の一つが、タンパクの設計図（遺伝子）になっていることである。

d タンパクは、生命活動に必要な複雑な化学反応を助けたり、タンパク自身が細胞や組織を作り上げたりしている。

　ヒトのDNA全体（ゲノム）には、こうしたタンパクの設計図である遺伝子が、3万種類弱あるといわれている。

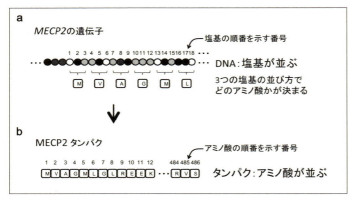

付録図3 *MECP2*遺伝子は、MECP2タンパクの設計図である

a　DNAは、タンパクの設計図で、タンパクを作り始めるところから、塩基には順番に番号がついている

b　1番目の塩基から3つずつ塩基が組みになって、対応するアミノ酸を決めている。ATGはM（メチオニン）、GTAはV（バリン）、GCTはA（アラニン）といった具合に、順番にアミノ酸がつながっていく。MECP2は、こうしてできた486個のアミノ酸がつながってできたタンパクである。DNAの塩基に番号がついているように、タンパクのアミノ酸にも番号がついている。

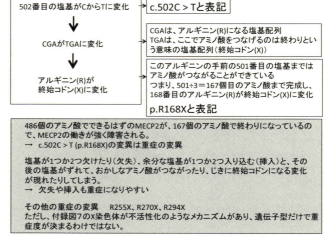

付録図4　*MECP2*遺伝子の変異の表し方 I

46

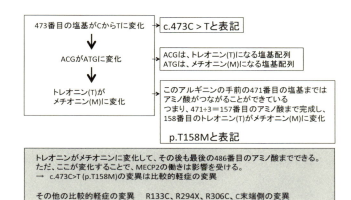

付録図5　MECP2遺伝子の変異の表し方2

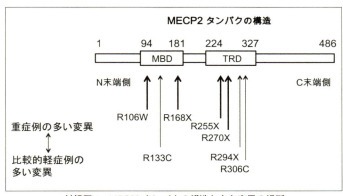

付録図6　MECP2タンパクの構造と主な変異の場所

MBD：MECP2 は、他のタンパクの発現量を調整する役割をしている。タンパクの発現量を決定するのは、タンパクの設計図となっている DNA の領域より上流の部分に C と G が多い領域があり、そこに MECP2 が結合して、発現量を調整する。MECP2 の中で、DNA に結合する部分を MBD と呼ぶ。

TRD：MECP2 が DNA に結合するときに、MECP2 以外にも他のタンパクが一緒に働く。これらのタンパクと結合する部位が TRD である。

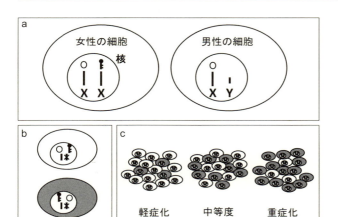

付録図7 X染色体不活化2

a 女性の細胞は、2本あるX染色体のうち、1本は使わないようにする（＝不活化する）。男性の細胞は、X染色体が1本しかなく、X染色体の不活化はしない。

b 患者は、女性なので、正常な *MECP2* を持つX染色体と変異のある *MECP2* を持つX染色体を持つ。そして、細胞ごとに、どちらかのX染色体が不活化されている。
異常な *MECP2* を持つX染色体を不活化すると、その細胞機能は正常。正常な *MECP2* を持つX染色体を不活化すると、その細胞機能が低下する。

c 異常な *MECP2* を持つX染色体を、どの程度不活化するかで、重症度が変わるが、これは偶然決まる。。

2

よくある症状の解説と対処法

2-1 退行

1. はじめに

　レット症候群の診断は、年齢依存性に出現する特徴的な神経症候に基づいて行われます。特に、以前は出来ていた運動機能・言語機能を喪失するという退行現象がみられることが、診断する上で必須とされます。本症でみられる退行の特徴は、急速に進行するが、やがて落ち着いた安定期が続くという点にあります。したがって、レット症候群は、進行性の経過をとる神経変性疾患とは区別され、神経発達障害と考えられています[1,2]。

2. 乳児期早期の特徴

　生後6ヵ月から18ヵ月までの間は、発達の異常に気付かれていないことが多く、正常に発達していたと表現されます。しかし、診断確定後に保護者に乳児期の発達について尋ねると、体が軟らかかった、哺乳力が弱かった、嘔吐しやすかった、空腹時でも泣かずによく寝る子だったと振り返ることが多いようです[3,4]。このように、レット症候群では、乳児期

早期より発達の変化が生じていると考えられています[5]。

3. 典型的レット症候群の臨床経過

神経症候は年齢依存的に出現するため、以下の4つステージに分類すると、その特徴的な臨床経過の理解が容易になります。

第1期：停滞期（生後6〜18ヵ月から数ヵ月間）

運動発達が遅れ、ハイハイや歩行といった移動運動の異常に気付かれます。ハイハイをせずに、座位のまま足とお尻でこぐように脚を動かして前進する"いざり移動"を示すお子さんが多いようです。喃語や数語の有意語が出現した後、言語機能の発達がみられず、不機嫌に泣くことことが多くなります。また、おもちゃへの興味を示さなくなり、視線が合いにくいと感じられるようになります。

第2期：退行期（1〜4歳から数ヵ月間）

短期間の発達停滞期ののち、運動機能や言語機能の急速な退行がみられます。おもちゃを持てなくなったり、スプーンを持てずに食べ物を口へ運ぶことが出来なくなります。このような合目的な手の運動機能を喪失すると、レット症候群でよく知られている手もみ様の反復運動が出現します。この手の常同運動は、覚醒時には持続して見られますが、睡眠時には消失します。また、運動失行は顕著になり、歩行

は不安定となり失調様になります。患児は、言葉を話すことが難しくなり、周囲とのコミュニケーションをもとうとしないように見えます。睡眠・覚醒リズムが乱れ、不機嫌で激しく啼泣することがあります。保護者は、泣いている理由を理解できないため辛い経験をしています。また、夜間に中途覚醒をしても泣かずに、何時間でもじっとしていることもあります。このような退行は急速に進行し、急性脳症を疑われて緊急入院することすらあります。この時期には、無呼吸や過呼吸といった呼吸異常を呈することがありますが、この覚醒時にみられる呼吸異常は、睡眠時には出現しにくいという特徴があります。また、頭囲の発育速度の低下に気付かれることがありますが、それはすべてのレット症候群のお子さんにみられるものではなく、およそ20%の患児では正常範囲内の頭囲を示します[2]。

第3期：仮性安定期（2～10歳に始まり、数年から数十年持続）

　急激な退行現象のあと、神経学的異常は安定期に移行します。手の常同運動や呼吸異常は顕著にみられるようになりますが、行動上の改善や易刺激性の減少がみられます。患児は、視線を合わせて、意思伝達しようとします。特に、相手の目をじっとみつめて凝視する仕草はレット症候群のお子さんに特徴的な行動です[6,7]。てんかんは、本症のおよそ60%に合併し、この仮性安定期に発症することが多く、2歳以前に発症することはまれです[8,9]。筋緊張の異常に伴い、側彎症が進行するので、整形外科的な対応が

必要となってきます。

第4期：晩期機能低下期（10歳〜）

　動きが減少し、廃用性筋萎縮が進行し、関節変形が見られるようになります。歩行可能だった患児も、車イスが必要となります。筋緊張異常（痙縮、固縮、ジストニアなど）により側彎症がさらに進行します。しかし、運動機能低下が進行しても、視線を合わせて意思伝達しようとする行動には変化はありません。

4. 非典型的レット症候群の退行現象

　レット症候群に類似するが異なる臨床経過をとるものを非典型的レット症候群とよび、3つの亜型が知られています。非典型的レット症候群の診断基準が提唱されており[1]、そこでも退行現象があることは診断する上での必須事項となっています。

言語能力維持型（preserved speech variant）

　*MECP2*のp.Arg133Cys変異が高頻度にみられます。退行を示す時期は、2歳頃と典型的レット症候群（平均生後18ヵ月）よりも遅く、ゆっくりした臨床経過をたどります[10]。しかし、5歳までに退行を認めない場合には、他の疾患との鑑別が重要となります[1]。

早期発症てんかん型（early seizure variant）

　病因遺伝子として同定された*CDKL5*は、X染色体上（Xp22）に存在しますが、女児に限らず、男児も本

症を発症します。典型的レット症候群では、2歳以前にてんかんを発症することはまれですが、本症では乳児期より難治性てんかんを発症します。患児は、乳児期早期から著明な筋緊張低下を示し、重度の発達遅滞を合併します。したがって、明らかな退行期を認めないために非典型的レット症候群とは診断できないことも多いと考えられています[11]。

先天型（congenital variant）

病因遺伝子として同定された*FOXG1*は、14番染色体長腕に位置し、脳の発生、特に終脳の発生に重要な転写因子をコードしています。患児は、乳児期早期から重度の発達遅滞を呈するために、退行期を同定できないことがあります。そのような場合には、脳梁形成不全を伴う小頭症という特徴的な所見があるため、*FOXG1*症候群あるいは*FOXG1*関連脳症と呼ぶように提唱されています[12]。

5. レット症候群と鑑別を要する疾患

Angelman症候群、Pitt-Hopkins症候群、自閉症、知的障害を伴う脳性麻痺は、本症と類似の臨床症状を呈することがあります。しかし、"年齢依存性の臨床経過（退行期の後に安定期がある）"と"相手の目をじっとみつめる行動"は、レット症候群に特徴的なものであり、鑑別は難しくないと思います。レット症候群のお子さんは、物よりも人に対して興味・関心を示しやすいという傾向も、自閉症児とは対照的な

点と考えられます。また、レット症候群のお子さんにみられる手の常同運動は、自分の意思とは無関係で無目的な動きであり、自閉症児が意図的にみせる手をヒラヒラさせる動きとは異なります。

参考文献

1) Neul, JL. *et al.*; Rett syndrome: revised diagnostic criteria and nomenclature. *Ann Neurol.* 68: 944-59, 2010.
2) Percy, AK. *et al.*; Rett syndrome diagnostic criteria: lessons from the Natural History Study. *Ann Neurol.* 68: 951-5, 2010.
3) Leonard, H. *et al.*; Genotype and early development in Rett syndrome: the value of international data. *Brain Dev.* 27 Suppl 1: S59-68, 2005.
4) Lee, JYL. *et al.*; Early development and regression in Rett syndrome. *Clin Genet.* 84: 572-6, 2013.
5) Nomura, Y. *et al.*; Clinical features of the early stage of the Rett syndrome. *Brain Dev.* 12: 16-9, 1990.
6) Smeets, EE. *et al.*; Rett syndrome. *Mol Syndromol.* 2: 113-27, 2012.
7) Djukic, A. *et al.*: Rett syndrome: basic features of visual processing-a pilot study of eye-tracking. *Pediatr Neurol.* 47: 25-9, 2012.
8) Glaze, DG. *et al.*; Epilepsy and the natural history of Rett syndrome. *Neurology.* 74: 909-12, 2010.
9) Guerrini, R. *et al.*; Epilepsy in Rett syndrome, and CDKL5- and FOXG1-gene-related encephalopathies. *Epilepsia.* 53: 2067-78, 2012.
10) Renieri, A. *et al.*; Diagnostic criteria for the Zappella variant of Rett syndrome (the preserved speech variant). *Brain Dev.* 31: 208-16, 2009.
11) Bahi-Buisson, N. *et al.*; CDKL5 -related disorders: from clinical description to molecular genetics. *Mol Syndromol.* 2: 137-52, 2011.
12) Kortüm, F. *et al.*; The core FOXG1 syndrome phenotype consists of postnatal microcephaly, severe mental retardation, absent language, dyskinesia, and corpus callosum hypogenesis. *J Med Genet.* 48: 396-406, 2011.

2-2 手の合目的運動の消失

1. 診断基準としての手を使わなくなることについて

　レット症候群では「手もみ」に代表される手の常同運動があり、この常同運動が出現するのとほぼ同時期に手を使えなくなることが観察されてきました[1]。手を使わなくなることは、最初に提案された1985年の診断基準にも記載されています[2]。

　診断基準としては、どの程度手を使わなくなれば、手を使わなくなったと判定するのかということが重要ですが、2002年以前の診断基準には明記されていませんでした。2010年の診断基準では、手を完全に使えなくなるのではなく、手を使うことが少しでも下手になった時点で、判定して良いと明記しています[3]。

2. レット症候群の患者の手の機能について

　実際にどの程度まで手を使うことができるのかということについて、オーストラリアで144人の患者をビデオテープで判定した研究があります[4]。144人

の平均年齢は7歳10ヵ月（2歳から31歳10ヵ月）でした。このうち、物を持つことがまったくできない人は30%でした。大きな物を持たされたら、短時間なら持ち続けられる人が17%、しばらく持ち続けられる人が12%、残りの40%の人は、小さな物でも持つことができました。この人たちのうち、4分の1は人差し指から小指までをそろえてかき集めるようにして持つこと（尺側握り）ができ、4分の3は親指と他の指を対立させて持つこと（橈側握り）ができました。橈側握りが可能な人の中で、物を片手からもう片方の手に持ち替えられるのは半分以下でした。上肢機能の発達段階で言うと、物を持たされたら短時間持つことができるのは3ヵ月レベル、橈側握りが6ヵ月レベルであり、持ち替えが5〜6ヵ月レベルなので、レット症候群の患者の手の機能はそのレベルということになります。

　手を使う能力は、動機によっても左右されます。単純に物をつかめるかどうかという課題ではできなくても、スイッチを押したりおもちゃで遊んだりといったこと、あるいは飲み物を飲むといった動作はできたとも言われています[5]。

　また、同じオーストラリアの患者集団による研究ですが、3〜4年程度の時間をおいて撮影したビデオを用いて、手の使い方がどの程度変化していくのかを検討した研究もあります[6]。ビデオを撮影したのは72人（初回撮影時の年齢は3.3〜27.7歳）ですが、このうち60%は元のレベルを保っており、40%ではやや悪化していました。年齢ごとの検討では、8歳未満

の患者と比べると、13〜19歳の患者では手の機能が悪化することは少なく、19歳以上の患者では、より機能が悪化しやすいことがわかりました。これは、発症時には、手の機能は大きく低下しますが、いったん落ち着くと、比較的安定していることを示していると考えられます。MECP2の遺伝子異常との関連では、より軽症になりやすい変異の方が、悪化の度合いが強いという結果になりましたが、この理由はよくわからないとされています。

家族へのアンケートで、実生活の中で、どの程度手を使えるのかを明らかにした研究もあります[7]。回答した患者（平均19.6歳、2.5〜54歳）の中で、食事を自分で食べる能力について回答した121人について、発症前に食べられるようになっていたのは83人（69%）でしたが、46人（57%）が食べられなくなったと回答し、食べられていると回答した35人（43%）のうち、11人（35%）は食べる能力が落ちていると回答しました。一方、発症前に食べられなかった38人（31%）のうち、発症後に食べる能力を獲得したのは2人（5%）でした。

3. 手を使わないことと常同運動の関係について

手を使わなくなることと常同運動が出現することは、ほぼ同じ時期に出現しますが、常同運動のために手を使えなくなるわけではないと考えられています。一つには、常同運動は、手が使えなくなるよりも早い時期から出現します[8]。また、常同運動は年齢を

経ると徐々に軽くなる傾向がありますが、それとともに手を使えるようになるわけではありません。

4. 手を使わなくなることに関する神経学的な検討

　2010年の診断基準は、必ずしも神経学を専門とする人でなくても診断できることを念頭に置いて、易しい言葉で記載することを目指しています[3]。そのため、厳密な神経学的な検討は加えられず、ただ、手を使えなくなる、とだけ書かれています。

　手を使えなくなる原因は、常同運動以外にもたくさんあります。手を適切に使うためには、十分な筋力があり、それなりの速さで運動が可能であること（これが障害された状態が麻痺です）、筋緊張が適切に保たれ、運動失調や不随意運動に障害されないことが必要です。他にも、物と手との空間関係を認識する視覚認知や空間認知が障害されたり、頭や上肢をきちんと支える体幹や下肢が、側弯や種々の運動障害で不安定になったりすると、手は円滑に使えなくなります。さらに、こうした運動の各要素には問題がなく、運動が可能な状態であるのにもかかわらず、合目的的な動きができなくなる状態を失行と呼びます。私たちが目的や意味のある動きをするためには、どのように神経系と筋を働かせていくのかということを学習しなければいけないのですが、その学習した記憶・過程を失ったり呼び戻せなくなったりするために起こると考えられています。手を使おうとする時には、これからしようとする作業の内容

を考え、過去の経験や記憶、現在の周囲の状況や自分の姿勢や手の状態も考慮に入れています。これができなくなるのが失行です[9]。レット症候群では、側弯や下肢・体幹の不安定性もありますが、手を使えなくなる理由として失行もあるのではないかと考えられています[5]。レット症候群の患者では、言葉が出ないために、手を使おうとする時にどのような困難があるのか、患者本人から聞き出すことはできませんが、物に手を出そうとする時には、時間をかけて眺めてから手を動かすのに対し、かゆいところを掻いたり目を触ったりする時には、すばやく手を動かしている点が、失行が関与していると想定されている理由です。

5. 遺伝子変異との関係

　MECP2の遺伝子異常との関連では、遺伝子の前半部分で遺伝子が機能しなくなるearly truncating mutationというものでは重症となり、後半で遺伝子が機能しなくなるlate truncating mutationでは軽症となる可能性が高いと言われています。レット症候群の患者で、比較的多く認められる遺伝子変異の中で、R168XやR255Xではより重症になりやすく、R133C、R294Xでは軽症になりやすいと言われています[10]。この傾向は、手の機能でも共通しており、R133C、R294X、R306CやC末端側の欠失の患者では手の機能がより保たれていました。一方で、R168Xでは手の機能が保たれている患者は少ないことが判明して

います[10) 11)]。

6. 治療について

　これまでのところ、手を使わなくなることに対して、特に有効な治療はないとされています。しかし、患者数は少ないのですが、添え木(splint)を使うことで、手の機能が改善し、自分で食べる機能が改善したという報告があります[12, 13)]。また、手を舐めたり噛んだりすることで、手の感染を起こすなどの問題があった患者に、肘に添え木を使うことで問題が改善したという報告もあります[14)]。ただし、双方ともわずかな患者数で確認された方法であり、まだ、一般的に推奨できる状態ではありません。

参考文献

1) Hagberg, B.; Clinical manifestations and stages of Rett syndrome. *Ment Retard Dev Disabil Res Rev.* 8: 61-5, 2002.
2) Hagberg, B. *et al.*; Rett syndrome: criteria for inclusion and exclusion. *Brain Dev.* 7: 372-3, 1985.
3) Neul, JL. *et al.*; Rett syndrome: revised diagnostic criteria and nomenclature. *Ann Neurol.* 68: 944-50, 2010.
4) Downs, J. *et al.*; Level of purposeful hand function as a marker of clinical severity in Rett syndrome. *Dev Med Child Neurol.* 52: 817-23, 2010.
5) Downs, J. *et al.*; Perspectives on hand function in girls and women with Rett syndrome. *Dev Neurorehabil.* 17(3): 210-7, 2013.
6) Downs, J. *et al.*; Longitudinal hand function in Rett syndrome. *J Child Neurol.* 26: 334-40, 2011.
7) Larsson, G. *et al.*; Rett syndrome from a family perspective: The Swedish Rett Center survey. *Brain Dev.* 27 Suppl 1: S14-9,

2005.
8) Temudo, T. *et al.*; Stereotypies in Rett syndrome: analysis of 83 patients with and without detected MECP2 mutations. *Neurology.* 68: 1183-7, 2007.
9) Heilman, KM. and Rothi, LJG.; Apraxia, in *Clinical Neuropsychology, 5th edition*, (ed. Heilman, KM. and Valenstein, E.), Oxford University Press, 214-37, 2012.
10) Bebbington, A. *et al.*; Investigating genotype-phenotype relationships in Rett syndrome using an international data set. *Neurology.* 70: 868-75, 2008.
11) Neul, JL. *et al.*; Specific mutations in methyl-CpG-binding protein 2 confer different severity in Rett syndrome. *Neurology.* 70: 1313-21, 2008.
12) Naganuma, GM. and Billingsley, FF.; Effect of hand splints on stereotypic hand behavior of three girls with Rett syndrome. *Phys Ther.* 68: 664-71, 1988.
13) Kubas, ES.; Use of splints to develop hand skills in a woman with Rett syndrome. *Am J Occup Ther.* 46: 364-8, 1992.
14) Aron, M.; The use and effectiveness of elbow splints in the Rett syndrome. *Brain Dev.* 12: 162-3, 1990.

2-3 手の常同運動とその他の常同運動

I. 常同運動とは

　常同運動とは、時々同じパターンで繰り返されるリズミックな異常運動です。運動異常の中では不随意運動の一つと考えられ、多くの場合はリズミカルに繰り返し、意味を持たないように見えます[1]。神経学的に厳密に検討した場合、常同運動をどのように位置づけるのかという問題は、まだ決着がついておらず、「意味を持たないように見える」というのは、主観的にすぎる判断基準であるとして、批判もあります[2]。

　実際の動きは、典型的には、手を振る、指を同じように動かす、頭や身体を揺らす、頭を打ち付ける、唇を鳴らす、口をもぐもぐさせる、うなる、叫ぶなどといったものがあります。自閉症や認知障害のある患者に認められることが多いです。常同運動が生じる病態生理は、まだ明らかになっていませんが[3]、薬理学的な研究から、側坐核-扁桃体を含む辺縁系におけるドーパミンニューロンやセロトニンニューロンの関与が想定されています。

コラム
常同運動に関する神経学的な考察[2]

　常同運動とは、間欠的に繰り返される同じパターンで繰り返されるリズミックな異常運動です。このように書くと振戦との区別が困難なようですが、振戦は、基本的に一つの点、軸、平面に沿って、作動筋と拮抗筋が交互に収縮することで生じ、振動しているような律動性があります[4]。常同運動は、それよりも複雑な動きです。常同運動との区別が問題となるのは、癖や複雑なチック、強迫行動で、特にチックが問題となります。常同運動の多くは3歳以前に始まることが多く、チックは3歳以降に始まること、チックでは動きの前に動かしたいという衝動が体験されること、チックは経過の中で増強したり減弱したり、また出現する部位が変化しますが、常同運動ではあまり変化しないことなどが、鑑別では有用です[2]。

　常同運動の病因として、4つの仮説が提唱されています。1つ目が、嫌なことを避けたり、何らかの好ましい報酬を得られたりする、何らかの学習の結果生じる行動であるという説、2つ目が、神経学的に未熟な状態にとどまっているために生じる（乳児期には繰り返し同じ動作を反復する動きを認めることがある）という説、3つ目は何らかの知覚・認知機能が障害されているために、外界からの刺激が十分に得られず、覚醒度が不十分にとどまっているという説、4つ目は、何らかの神経生物学的基盤や遺伝学的異常があるためという説です。レット症候群は、4つ目の説に当たりますが、それでも常同運動を生じている神経機構、異常はどこにあるのかという問いの答えにはなっていません。

　常同運動を生じる神経構造として、大脳基底核は重要と考えられています。被殻や眼窩前頭部、視床に病変があって常同運動を有する症例報告があり、その他に、前頭葉-基底核-視床のループ回路、前頭葉の白質、すなわち神経軸索の異常、そして、ドーパミンニューロンやアセチルコリンニューロンの異常がかかわっているという報告もあります。

2. 手の常同運動

　レット症候群の患者の中で、手の常同運動を呈する患者は、94 〜 100％と高率に認めます[5, 6]。診断基準の章で述べられているように、2010年基準を設定するための研究では、2002年の診断基準で典型的レット症候群と診断された患者の全例で、手の常同運動を認めました[7]。最新の2010年版の診断基準では、典型的なレット症候群の必須項目に手の常同運動が含まれているため、手の常同運動を認めない症例は、非典型例と診断されることになります[8]。

　常同運動の中で最も多いものは、胸の前で手を洗うか、または絞るように両手をすり合わせるように動かすものです。Temudoらは、レット症候群で認められる手の常同運動として、15種類を挙げ[6]、その後のCarterらの研究でも、同様の動きを認めたとあります[5]。両手の動作としては、手を絞る・握る・洗うような動作、拍手する、両手を口に入れるといったものがあり、片手の動作としては、口に入れる、手で何かをパタパタと叩く、髪を引っ張る、手をヒラヒラさせる、手を見つめる、手を首の後ろに回す、髪をクルクルねじる、踊りのようなポーズをとる("Sevillana"と名づけれらています)など、さまざまな動きがあります。患者の約半分では、常同運動の左右差はありません[5]。片手の常同運動は、右手と左手のどちらかのみの場合も、右と左で別の種類の常同運動を同時に示すこともあります。常同運動の

頻度は、9割程度は常時、または頻繁に、毎日常同運動を呈し、週単位やまれにしかないというものは1割に満ちません[5]。

3. 常同運動の経過

　常同運動の発症年齢は、はっきり特定することは意外と難しいことが多いです。家族から提供を受けたビデオテープで過去の動きを確認すると、退行が発症するよりも早い時期に顔や手を中心とした常同運動があること[9]、また手を不自然にヒラヒラさせたり、叩いたりする動きを認めるのは、早い患者では2ヵ月頃に、遅くとも11ヵ月までであるという報告もあります[10]。

　各患者が呈する常同運動の種類は、5種類以上ある患者は30%以上であり、平均して4.8種類です[6]。組合せとして最も多いのは、手を洗う動作と歯ぎしりです。同じ患者で追跡して解析すると、手の常同運動は時間が経っても同じパターンを保っていますが、他の部位の常同運動は、新しいものが加わったり、他のものに置き換わったりして、時間とともに徐々に消えていく傾向がありました。

　年齢を経るとともに常同運動の種類は減っていきます。3種類以上の常同運動を示す患者は、8歳未満では59%ですが、19歳以上では33%となります[5]。最も多く認められるのは、手を絞る動作で、年齢とともに増えていきます。それに対して、手を口に入れる、握る、叩く、拍手するといったものは、年齢

とともに減り、異なるメカニズムがあるのではないかと考えられています[5]。

4. 遺伝子変異との関係

　*MECP2*遺伝子に変異を認めた患者と認めない患者を比較すると、変異を認めた患者の方が常同運動の種類が有意に多く、髪を引っ張る常同運動も多く認めました。手を洗う常同運動には差がありませんでした[6]。拍手する運動は、軽いと考えられる変異のR306Cで多く認めました。手を絞る動作は、すべての変異で認められました[5]。数多く認められる*MECP2*遺伝子変異の中でも、R168X, R255X, R270Xはより重症となり、R133C, R294X, C末端側の変異はそれよりも軽いと言われていますが[11, 12]、常同運動の種類については、遺伝子変異の違いによる差は認めないと言われています[13]。

5. その他の常同運動

　レット症候群では、「手もみ」は非常に特徴的で、一般的に「手もみ」といえばレット症候群が、まず頭に浮かぶ疾患とも言えるでしょう。しかし、手の常同運動以外にも、口や身体を含めたさまざまな部位の常同運動を認めます。

　頭頸部の常同運動として最も多いのは歯ぎしりで、90％程度の患者で認めます。他に目を回す、顔をしかめる、繰り返し瞬きする、口をとがらせるなど、

さまざまなものがあります。足・下肢の常同運動では、爪先歩き、足首を回す、飛び跳ねるといったものの他に、立位・歩行時に膝を曲げて足を上げ、繰り返し床を足で叩くというものがあり、下肢のものは、10〜15%の患者で認めます。体全体の常同運動として、体を前後に揺らす、立って左右に体を揺らして片足ずつ立つというものがあり、いずれも20%程度の患者で認めます[6]。

6. 治療

　現時点で、レット症候群の場合を含め、常同運動に有効と証明された治療はありません。多くの場合は治療介入の対象となりません。しかし、時に自傷行為を伴う場合があり、治療介入が必要となることがあります。慎重に環境要因を見極めて、環境調整を行うことが第一選択となります。ただし、自閉のない患者に対してまず行う一般的な行動療法は困難なことが多く、薬物療法を選択せざるをえないことがあります。その場合、選択肢となる薬が、保険適応外となることがあるため、off label useとなります。また、投薬に対する反応は、人によって一定しないことがあるのも注意が必要です。

　レット症候群に限らず、自閉性を有する患者の常同運動・自傷行為に対する薬物療法は、リスペリドンやアリピプラゾールがあります。両方とも非定型抗精神病薬です。リスペリドンは、ドーパミンD1受容体とD2受容体の拮抗薬の作用と、セロトニン5HT-2

受容体の拮抗薬の作用を持ちます。アリピプラゾールは、ドーパミンD2受容体のパーシャルアゴニストとしての作用を示し、ドーパミン神経伝達が過剰な状態では阻害薬として作用し、不足している状態では作動薬として作用するため、ドーパミンシステムを安定化させる効果があります。また、セロトニンの5-HT_{1A}受容体のパーシャルアゴニスト作用を有しています。

　リスペリドンの小児用量は、日本では設定されていません。成人用量が1回1mg 1日2回から始め、徐々に増量し、維持用量が1日2～6mgを1日2回に分けて経口投与とするのが標準です。最大用量が1日12mgです。小児については、米国食品医薬品局(FDA)の推奨用量は、体重15～19kgでは、初期用量1日0.25mg、維持用量1日0.5mg、最大用量1日1mg、20kg以上では、初期用量1日0.5mg、維持用量1日1mg、として、最大用量は20～39kgでは2.5mg、40kg以上では3mgとし、この量を1日1回眠前投与もしくは1日2回分割投与するというものです。そして、いったん効果が出現して安定してからは、症状をコントロールできる範囲内で徐々に減量することが推奨されています。

　アリピプラゾールも日本では小児用量は設定されていません。成人用量は初期用量が1日6～12mg、維持用量が6～24mg、最大用量が30mgとされ、1日1回または2回に分けて内服します。小児については米国FDAの推奨用量は、6歳から17歳で、初期用量が2mgで7日間、維持用量が5mg、ついで7日毎

に5mgずつ増量可能で、最大15mgとするものです。

　注意すべき副作用は、両方とも抗精神病薬として、悪性症候群、横紋筋融解症があり、遅発性ジスキネジア、麻痺性イレウス、SIADH、肝機能障害、不整脈、耐糖能異常、低血糖、無顆粒球症、脳血管障害、肺塞栓・深部静脈血栓があります。

参考文献

1) Jankovic, J.; Stereotypies in autistic and other childhood disorders, in *Paediatric movement disorders*, (ed. Fernández-Alvarez, E. *et al.*), John Libbey Eurotext: Surrey, 47-260, 2005.
2) Barry, S. *et al.*; Neurodevelopmental movement disorders - an update on childhood motor stereotypies. *Dev Med Child Neurol.* 53: 979-85, 2011.
3) Motor stereotypies, in *Movement disorders in childhood*, (ed. Singer, HS, *et al.*), Philadelphia, Elsevier, 56-65, 2010.
4) Tremor, in *Movement disorders in childhood*, (ed. Singer, HS, *et al.*), Philadelphia, Elsevier, 129-38, 2010.
5) Carter, P. *et al.*; Stereotypical hand movements in 144 subjects with Rett syndrome from the population-based Australian database. *Mov Disord.* 25: 282-8, 2010.
6) Temudo, T. *et al.*; Stereotypies in Rett syndrome: analysis of 83 patients with and without detected MECP2 mutations. *Neurology.* 68: 1183-7, 2007.
7) Percy, AK. *et al.*; Rett syndrome diagnostic criteria: lessons from the Natural History Study. *Ann Neurol.* 68: 951-5, 2010.
8) Neul, JL. *et al.*; Rett syndrome: revised diagnostic criteria and nomenclature. *Ann Neurol.* 68: 944-50, 2010.
9) Temudo, T. *et al.*; Abnormal movements in Rett syndrome are present before the regression period: a case study. *Mov Disord.* 22: 2284-7, 2007.
10) Kerr, AM. *et al.*; The hands, and the mind, pre- and post-regression, in Rett syndrome. *Brain Dev.* 9: 487-90, 1987.
11) Bebbington, A. *et al.*; Investigating genotype-phenotype relationships in Rett syndrome using an international data set. *Neurology.* 70: 868-75, 2008.

12) Neul, JL. *et al.*; Specific mutations in methyl-CpG-binding protein 2 confer different severity in Rett syndrome. *Neurology.* 70: 1313-21, 2008.
13) Temudo, T. *et al.*; Movement disorders in Rett syndrome: an analysis of 60 patients with detected MECP2 mutation and correlation with mutation type. *Mov Disord.* 23: 1384-90, 2008.

2-4 言語コミュニケーションの消失

1. 診断基準と言語機能

　レット症候群の診断基準2010年版では、音声言語コミュニケーションの喪失が主要診断基準として含まれています。ここで言われる音声言語コミュニケーション能力とは、必ずしも明確な単語でなくても良く、アーアー、ウーウー、バーバーなどの音声でも構いません。喪失の程度についても、完全に消失するのではなく、機能が低下するということでも診断基準を満たします。つまり、声を出したり、言葉を口に出したりしていたのが、以前よりもできなくなれば、この診断基準を満たします[1]。

　ただし、音声言語コミュニケーションの喪失は、典型的レット症候群の診断には必須ですが、非典型的・亜型レット症候群の診断には必須ではありません。後述するように、音声や言語が出ることなく退行が始まり、声を出したことがない患者もいます。

2. レット症候群患者の言語能力

　レット症候群の乳児期早期の発達には、低緊張

などの非特異的な異常以外には大きな問題はないと考えられてきましたが、新生児期から運動パターンに異常があることが報告されました[2]。言語発達についても同様に異常があることが、報告されています。定型発達児では、言葉を発する前に喉を鳴らしたり喃語と呼ばれるバーバー、ダーダーというような音を出したりし、その後、徐々に明瞭な声を出すようになり、またコミュニケーションの意図を含む身振り言語も出現するようになります。レット症候群の患者では、こうした言語前の段階でも、こうした喉を鳴らす動作を認めなかったり、少なかったりし、また身振り言語が認められなかったりします[3]。

　レット症候群の患者で、どの程度言葉を話せるのかということについては、いくつも研究があります。Uchinoらの研究では、99人を対象に調査を行いました[4]。44%（44人）は、発語を認めず、言葉をしゃべったのは56%（55人）でした。最初の言葉が出た時期は、12ヵ月未満が22%（12人）、12ヵ月から24ヵ月が64%（35人）、24ヵ月以降が14%（8人）でした。言葉をしゃべり始めた時期は、85%は20ヵ月以前、2語文をしゃべった8人では7〜18ヵ月、単語のみだった47人は8〜48ヵ月でした。言葉をしゃべった55人で、言葉が消えた時期は、12〜24ヵ月が38%（18人）、24〜36ヵ月が27%（13人）、36〜48ヵ月、48〜60ヵ月、60〜72ヵ月がそれぞれ6%（3人）、6%（3人）、4%（2人）で、69%で40ヵ月未満で言葉が消失しました。単語の数は、10未満が66%（36人）、10〜20、20〜30、30〜40が4%（2人）、

15%（8人）、6%（3人）で、40単語以上の患者はいませんでした。こうした傾向は、他の研究でも示されており、単語を話したのは、18%のみ（84人中18人）というものや67%（120人中80人）というものなどがありました[5) 6)]。英国の265人の検討では、80人（30%）はついに単語を話すことはなく、145人（55%）は単語を話せる能力を獲得しましたがその後話せなくなり、40人（15%）は単語を数個話し、16人（6%）は文章を話すことができました[7)]。

3. 遺伝子変異との関係

　遺伝子変異と臨床的重症度の関係について検討された研究はいくつかあり、言語機能についても同様で、特にR133Cの患者では、18%の患者が単語を使い、21%の患者が二語文以上を使いましたが、R270XやR255Xの患者では、会話することはまずできませんでした[8)]。また、R133CやC末端での変異では50%以上が単語をしゃべりますが、R168XやR255X、R270Xでは単語を話す患者の割合は30%以下でした[9)]。特異な患者として、先のKerrの報告では、c.806 delAのC末端側の変異を有して、さらにX染色体の偏った不活化が85%と想定されて、軽症となった患者も報告されています。この患者は33歳で、IQは70、乳児期には低緊張があり、2歳時に言葉を話し始め、その後目立った退行はなく経過し、現在、二人の子どもがおり、インタビューにも答え、文章を書くこともできました[7)]。ただし、これはごく例外的な場合

と考えられます。

X染色体の偏った不活化 (skewed X inactivation)

　遺伝子とは、人が両親から受け継ぐ身体の基本的な設計図です。人は父親と母親から遺伝子を0.5人分ずつもらって、1人分の遺伝子を持っています。実際には、遺伝子は小さな塊（染色体）に細かく分かれて全身の細胞の中に保存されていて、ヒトでは46本の染色体があります。46本のうち、44本は1番から22番と呼ばれる22種類の染色体が2本ずつであり、残り2本が男女の性別を決めています。女性はX染色体が2本で、男性はX染色体とY染色体が1本ずつあります。X染色体上には重要な遺伝子が多数載っています。X染色体は、1本分だけが働いていれば良いので、女性では2本のうち1本は使わないように鍵をかけた状態になって「不活化」されています。どちらのX染色体を不活化するかは、気まぐれに決まります。ところで、レット症候群の原因遺伝子である*MECP2*は、X染色体の上に載っています。レット症候群の患者は、異常のない*MECP2*が載ったX染色体と異常のある*MECP2*が載ったX染色体の2本を持っています。この時、異常のない*MECP2*が載ったX染色体を不活化する割合が多ければ重症化し、少なければ軽症化します。こうしたことをX染色体の偏った不活化と呼びます。

4. 言語能力維持型
　（preserved speech variant）について

　Zappelaは、他の症状はレット症候群と考えられるのに言葉が話せる患者がいることを報告しました[10]。最初の報告は3例で、言葉を話せるとはいえ、単語数は多くはなく、限られた日常生活の場面で単語を話すか、数語話す程度で、自閉性のためにコミュニケーションは限定されていました。このことから、レット症候群の中で、単語を話せる患者を、言語能力維持型と呼びます。その後、症例の蓄積が進み、MECP2遺伝子の変異が同定されると、R133C、T158M、C末端側の欠失（c.1157del41、c.1164del44など）などの軽症となる変異を有する患者であり、R168X、R255X、R270X、R294Xといった重症となる変異を有する患者はいないことが判明しました[11]。ただ、X染色体の不活化がどの程度影響を与えているのかは不明です。

　結局、言語能力維持型のレット症候群とは、遺伝子変異が軽いタイプであるために、単語を話す能力が保たれているということであることがわかりました。つまり、先述のように時に高い言語能力を有する患者もいますが、多くの場合、レット症候群の言葉の能力は、遺伝子変異の型により決定されると考えられます。

5. レット症候群患者のコミュニケーション能力

　以上は、どの程度の言葉・単語を話せるのかと言うことについてですが、実際のレット症候群の患者では、言葉以外の方法でコミュニケーションをとることが知られています。

　もっとも有名なものは、見つめることです。実際、両親へのアンケートで、どのように患者が意思を表現するのかという質問へのもっとも多い回答は、見つめることでした[5)12)]。それ以外によく用いられる方法は、身体を動かすことや絵や写真を貼った板を用いて示してもらう方法です。言葉や身振りを使ったコミュニケーションは多くはありません。他には、笑ったり、泣いたり、叫んだりすることもあります[12)13)]。

　コミュニケーションが重度に障害された患者で、コミュニケーションがどのように取られているのかを評価する方法として、IPCA（Inventory of Potential Communicative Acts）というものがあります[14)]。定型発達児で、発語可能となる時期前後にコミュニケーションをとる目的には、あいさつなどの社会慣習、自分への注意を引くこと、拒否することと抗議すること、物や手助けを求めたり教えてもらおうとしたりすること、自分の思いを表明すること、選ぶこと、返答すること、マネすることがあります。IPCAを用いて、レット症候群の患者が行うコミュニケーションを分類すると、社会慣習、自分の意見の表明、返答、要求と選択といったことが多いことがわかりま

した[13]。ただ、レット症候群の乳児は、こうしたコミュニケーションを、音声ではなく、身体を動かしたり顔の表情を変えたりして表現することが判明しています[15]。

　また、コミュニケーションの中には、表現することだけではなく、理解することも含まれます。レット症候群の患者では、聞いたことがかなりわかっていることも多いと言われています。聞いた言葉に対応する絵を、頭や体、目の動きで正しく選択しているかどうかを調べた研究でも、きちんと選択できたという研究があります[16) 17)]。

　どの程度、コミュニケーションがとれるのかを、両親へのアンケートを行った研究もあります[18]。15人の患者についてアンケートを行いましたが、参加した両親は全員が、患者の体の動きや身振り、目つき、声や言葉から、さまざまな方法で意思を表現できると回答しました。痛みや不快感を訴える際には、体をひねったりもじもじさせたりしたり、痛いところに手を持っていったりすること、嫌な食べ物は口を閉じて食べようとしないこと、嫌いな人は押しのけることがあります。何かを選ぶ時には、好ましい方を見つめることが多く、何か欲しいもの、してほしいことがある時には、その物があるところに行き、持って来たり、見つめたりします。他人の注意を惹きたい時には、髪を引っ張ったり体を叩いたりし、喜んでいる時には微笑んだり嬉しそうな声を出したりします。

　一方、言葉を理解することについては、両親は自

分たちが言ったことを患者がやってみせること、マカトン法^(注)のような身振り言語や、絵や写真を理解できることから、理解できると答えています。

しかし、こうしたコミュニケーション能力の評価について、主観的な解釈が多く含まれて、実際にはそれほどわかっていないのではないかという批判もあります[19]。言語による明瞭なコミュニケーションに比べると、声を出したり、身体の動きや顔の表情からコミュニケーションをとったりすることは、意味が不明瞭で、また当然のことながら、個々の患者により異なるため、確実性に欠けるという批判です。

コミュニケーション能力に関しても、遺伝子変異により、差があることは想像できます。軽症型の変異では、コミュニケーションをとりやすいでしょうし、重症型の変異では、とれない患者もあるかもしれません。ただ、現時点では、コミュニケーション能力と遺伝子変異に関する検討はないようです。学術的に、コミュニケーションが可能かどうかを確認することは容易ではないのかもしれませんが、実際にはコミュニケーションがある程度できると考えておいてよいのではないでしょうか。

6. コミュニケーションと自閉性

レット症候群のコミュニケーション障害と自閉性の関係はこれまでも多く議論になってきました。確かに、最新のアメリカ精神医学会の定める診断基準であるDSM-5でも、自閉症スペクトラム障害の診

注) マカトン法

マカトン法とは、言語やコミュニケーションに困難のある人のために開発された言語指導法で、音声言語、動作によるサイン、線画を用いたシンボルの3者を同時に使用します。言語理解、音声表出、コミュニケーション意欲の向上に効果があると言われています。

断基準として、社会的コミュニケーションおよび相互関係が持続的に障害されていることが含まれます。レット症候群は、動作がゆっくりで、上肢の常同運動があり、過呼吸があることが自閉症とは違う点です。また、逆に、抱かれたり撫でられることを嫌がったり、多動や特定のものに固執したり、儀式ばった遊びがないことも自閉症とは異なるとされていました[20]。

10代のレット症候群患者で、自閉症児の行動チェックリスト（The Autism Behavior Checklist: ABC）をつけると、スコアは高いのですが、自閉症児とは異なるパターンを示して、身体や物の使い方、言葉への反応、社会的行動といった項目では、低いスコアを示すことがわかりました[21]。しかし、年少のレット症候群患者では、p.R306Cやp.T158Mといった軽症の変異例で、自閉症と診断される可能性が高いと言われています[22]。ただ、社会性の障害は、レット症候群では、退行期のみならず、ずっと認められることが報告されています[23]。自閉症とレット症候群は、異なる特徴はありますが、レット症候群の症状には自閉性があり、コミュニケーションの障害は、自閉症児と共通する特徴を有すると考えられますが、まだ、どのように改善していけばよいのかはよくわかっていません。

7. コミュニケーションを改善する方法について

これまで、コミュニケーションを改善するため

の方法について、本の読み聞かせや特別な訓練など、さまざまな提案がなされていますが[24)25)26)]、現時点では、有意に改善効果を認めた方法はありません。

参考文献

1) Neul, JL. *et al.*; Rett syndrome: revised diagnostic criteria and nomenclature. *Ann Neurol.* 68: 944-50, 2010.
2) Einspieler, C. *et al.*; Abnormal general movements in girls with Rett disorder: the first four months of life. *Brain Dev.* 27 Suppl 1: S8-13, 2005.
3) Marschik, PB. *et al.*; Changing the perspective on early development of Rett syndrome. *Res Dev Disabil.* 34: 1236-9, 2013.
4) Uchino, J. *et al.*; Development of language in Rett syndrome. *Brain Dev.* 23 Suppl 1: S233-5, 2001.
5) Cass, H. *et al.*; Findings from a multidisciplinary clinical case series of females with Rett syndrome. *Dev Med Child Neurol.* 45: 325-37, 2003.
6) Huppke, P. *et al.*; The spectrum of phenotypes in females with Rett Syndrome. *Brain Dev.* 25: 346-51, 2003.
7) Kerr, AM. *et al.*; Mind and brain in Rett disorder. *Brain Dev.* 23 Suppl 1: S44-9, 2001.
8) Bebbington, A. *et al.*; Investigating genotype-phenotype relationships in Rett syndrome using an international data set. *Neurology.* 70: 868-75, 2008.
9) Neul, JL. *et al.*; Specific mutations in methyl-CpG-binding protein 2 confer different severity in Rett syndrome. *Neurology.* 70: 1313-21, 2008.
10) Zappella, M.; The Rett girls with preserved speech. *Brain Dev* 14: 98-101, 1992.
11) Zappella, M. *et al.*; Preserved speech variants of the Rett syndrome: molecular and clinical analysis. *Am J Med Genet.* 104: 14-22, 2001.
12) Bartolotta, TE. *et al.*; Communication Skills in Girls with Rett Syndrome. *Focus Autism Other Dev Disabil.* 26: 15-24, 2011.
13) Didden, R. *et al.*; Communication in Individuals with Rett Syndrome: an Assessment of Forms and Functions. *J Dev Phys*

Disabil. 22: 105-18, 2010.
14) Sigafoos, J. *et al.*; Identifyting Potential Communicative Acts in Children with Developmental and Physical Disabilities. *Commun Disord Q.* 21: 77-86, 2000.
15) Bartl-Pokorny, KD. *et al.*; Early socio-communicative forms and functions in typical Rett syndrome. *Res Dev Disabil.* 34: 3133-8, 2013.
16) Hertzroni, O. *et al.*; The use of assistive technology for symbol identification by children with Rett syndrome. *J Intellect Dev Disabil.* 27: 57-71, 2002.
17) Baptista, PM. *et al.*; Cognitive performance in Rett syndrome girls: a pilot study using eyetracking technology. *J Intellect Disabil Res.* 50: 662-6, 2006.
18) Urbanowicz, A. *et al.*; Parental perspectives on the communication abilities of their daughters with Rett syndrome. *Dev Neurorehabil.* 2014.
19) Sigafoos, J. *et al.*; Communication assessment for individuals with Rett syndrome: A systematic review. *Res Autism Spect Disord.* 5: 692-700, 2011.
20) Olsson, B. and Rett, A.; Behavioral observations concerning differential diagnosis between the Rett syndrome and autism. *Brain Dev.* 7: 281-9, 1985.
21) Mount, RH. *et al.*; Features of autism in Rett syndrome and severe mental retardation. *J Autism Dev Disord.* 33: 435-42, 2003.
22) Young, DJ. *et al.*; The diagnosis of autism in a female: could it be Rett syndrome? *Eur J Pediatr.* 167: 661-9, 2008.
23) Kaufmann, WE. *et al.*; Social impairments in Rett syndrome: characteristics and relationship with clinical severity. *J Intellect Disabil Res.* 56: 233-47, 2012.
24) Koppenhaver, DA. *et al.*; Storybook-based communication intervention for girls with Rett syndrome and their mothers. *Disabil Rehabil.* 23: 149-59, 2001.
25) Ryan, D. *et al.*; Facilitating communication in children with multiple disabilities: three case studies of girls with Rett syndrome. *Disabil Rehabil* 26: 1268-77, 2004.
26) Byiers, BJ. *et al.*; Functional communication training in rett syndrome: a preliminary study. *Am J Intellect Dev Disabil* 119: 340-50, 2014.

2-5 歩行障害・粗大運動の障害

1. 診断基準

2010年の診断基準では、歩行の問題があることが主要診断基準に含まれています[1]。ここでいう歩行障害とは、自力歩行ができないというレベルから、歩行時にふらつきがあるなどの異常を認めるというレベルまでを含みます。手の常同運動や上肢・言語機能の退行に比べると、歩行障害は非特異的な症状ですが、レット症候群の患者で歩行に問題があることは、1985年の最初の診断基準にも含まれており[2]、早期から認識されてきた症状です。

2. 発症後の患者の粗大運動について

粗大運動（gross motor skill）とは、微細運動（fine motor skill）と対になる言葉で、身体の運動の中で、身体移動にかかわる体幹・四肢の運動のことです。微細運動とは、手で行う作業にかかわる手や指の運動のことで、時に手作業をする時には目を使うことも重要なことから、手の動きと協調する眼球の運動のことも含みます。

レット症候群の粗大運動については、生後5ヵ月ないし6ヵ月までは正常発達であると、多くの症例報告や1988年以前の診断基準に記載されていました。しかし、詳細な検討をすると実際には異常を認めるようです。生直後から筋緊張の低下を認めることが多く、最終的には全例で首が据わりますが、首の据わりが遅れることが3割程度で認められます[3]。また、新生児期の自発的な運動を評価して神経学的な異常の有無を検討するPrechtlのgeneral movementという評価法でも、2ヵ月までには運動の異常を認めると報告されています[4]。23人で乳児期の発達を評価した研究では、寝返りは6割では遅れを認めても全例で可能となりましたが、四つ這いについては、全例で遅れ、4割程度ではできません。一方、歩行は4分の1が遅れなくできましたが、3割程度で遅れ、4割程度で結局歩けませんでした[3]。

　おおまかな粗大運動能力については、7～8割程度の患者は支持無く座ることが可能であり、4割程度の患者が独りで支持無く10m程度歩くことが可能になります。ただし、歩行可能と言っても、失調や痙縮を伴っており正常な歩行ではありません[5]。さらに、歩行のような比較的単純な動きと比較すると、臥位から座る、坐位から立ち上がるといった姿勢を変換する複雑な動きは苦手な患者が多くなります[6)-8)]。粗大運動が上達するのは、筋緊張が低下している間は困難で、徐々に筋緊張が高くなるにつれてできるようになります。

　粗大運動を考慮する際に、神経や筋緊張だけでは

なく、整形外科的な問題の考慮も必要です。足関節の拘縮や骨盤の非対称、側弯は、粗大運動の発達に大きな影響を与えます[7]。この点については、整形外科的問題の節を参照ください。

3. 病期による粗大運動の変化について

1986年、American Jounal of Medical Geneticsという雑誌でレット症候群の特集号が組まれ、そこでレット症候群の患者の状態が年齢とともに変化していくパターンを、4つの病期に分けることが提案されました[9]。第1期は停滞期（生後6〜18ヵ月から数ヵ月間）、第2期は退行期（1〜4歳から数ヵ月間）、第3期は仮性安定期（2〜10歳に始まり、数年から十数年）、第4期は晩期機能低下期（10歳から後）と呼ばれます。発症前から第1期にかけては筋緊張低下が主体で、5歳ごろまでは半数が低緊張を呈しますが、第2期から第3期にかけて筋緊張が亢進して痙縮が目立つようになり、第4期には筋緊張亢進と強剛が出現します[7]。

成人になった患者で、それまでの歩行能力の獲得の有無を調べると、20％は成人した研究時点でも歩行可能であり、60％はかつて歩行可能であったがその能力を失い、20％は歩行可能となることはなかったと報告されています。この研究で、さらに詳しく神経学的に評価すると、どの患者でも痙縮[注]を認め、歩行能力を獲得した患者ではジストニアを認め、歩行獲得ができなかった患者では、筋力低下と筋の廃

注) p.90、4.参照。

用性萎縮、関節拘縮が認められました[10]。

　4年の間隔をあけて、ビデオにて同一の患者の粗大運動能力の変化を検討した研究では、4割の患者では、粗大運動能力を保つか改善し、6割の患者で悪化していました。13歳未満の患者では、それ以上の患者よりも悪化する可能性が高く、遺伝子変異の種類では、p.R294Xの患者で悪化する患者が多いことが判明しました。13歳未満で悪化するというのは、重度の患者では、若い時期に退行するためであり、13歳以降は、数年は同じレベルに留まるということを意味していると考えられ、比較的安定した経過をたどることを意味しています[11]。

4. 粗大運動の神経学的検討

　以上に記載したように、レット症候群では神経症状が変化します。乳児期から幼児期は低緊張、幼児期の退行期には筋緊張の亢進と痙縮の出現、その後は筋緊張亢進と強剛です。

　痙縮とは、錐体路障害を来した時に出現する運動異常の一つです。錐体路とは、ヒトの随意運動遂行上、中心的な役割を果たす神経回路で、大脳前頭葉の一次運動野から発して、延髄腹側の錐体を通って脊髄前角に伸びる一次運動神経が主な成分になります。この錐体路に障害を来すと、他人が四肢の関節を曲げたり伸ばしたりして筋肉を伸ばすと、最初に抵抗が生じてその後抵抗がなくなるという特徴的な力の入り具合を呈する痙縮を来します。この錐体路

障害により、筋力低下、筋力と運動の迅速性が失われた麻痺、腱反射亢進、病的反射が出現します。

　強剛とは、痙縮とは異なり、どの方向に動かしても筋緊張が亢進して関節を動かしにくい状態です。曲げにくいのですが、いったん曲げれば動かないことから鉛管様とも言われます。曲げる時にスムーズには曲がらず、カクカクと段階的に曲がることから、歯車様とも言われますが、これは振戦が背景にあるためで、必須の症状ではありません。強剛を呈している病態としては、長潜時伸張反射が亢進しているためと考えられています[12]。

5. 粗大運動と遺伝子変異との対応について

　*MECP2*の遺伝子変異の種類と臨床症状の対応について調べた研究では、他の機能と同じく、T158M、R133C、R306C、C末端側の変異では軽症となる傾向があります。R294Xについては、全例が歩行を獲得したという報告と重度の歩行障害を来したという報告があります。R255X、R270Xでは、歩行を獲得する患者は多くありません[13-15]。重症変異では歩行不能なことが多いということ以上に、さらに細かな分析はありません。しかし、軽症変異では、各変異ごとに異なる特徴があるとも言われています[15]。T158Mでは、体幹低緊張が目立ちますが、歩行能力は成人期までは保たれます。R133CやC末端の変異ではジストニアが目立ち、R306Cでは、神経症状の悪化はゆっくりですが、痙縮が強く進みます。こう

した遺伝子変異の部位により、なぜ症状に違いが生じるのかはよくわかっていません。

6. リハビリについて

レット症候群患者に対するリハビリについて、記載されたことは多くありません。レット症候群では、筋緊張が初期は低緊張から緊張亢進へと変化して、姿勢を安定させにくいこと、痙縮と失行が出現して、運動のコントロールが困難であること、姿勢を保持し平衡を保つ反応はあるものの、反応が遅いために間に合わずに姿勢が崩れてしまうといったことが、粗大運動を達成するための妨げになると考えられています[16]。また、足関節の拘縮や股関節の非対称、側弯も考慮に入れながら治療をしないといけません。適切な時期に手術を行い、足底がきちんと床に着くようにしたり、装具をきちんと装着したりすることが重要です[17]。思春期後期から成人期は、リハビリの機会が減る時期でもあり、せっかく安定していたものが徐々に悪化しているのは、このためかもしれず、リハビリを継続することが必要ではないかとも言われています[11]。

参考文献

1) Neul, JL. *et al.*; Rett syndrome: revised diagnostic criteria and nomenclature. *Ann Neurol.* 68: 944-50, 2010.
2) Hagberg, B. *et al.*; Rett syndrome: criteria for inclusion and exclusion. *Brain Dev.* 7: 372-3, 1985.
3) Nomura, Y. and Segawa, M.; Clinical features of the early stage

of the Rett syndrome. *Brain Dev.* 12: 16-9, 1990.
4) Einspieler, C. *et al.*; Abnormal general movements in girls with Rett disorder: the first four months of life. *Brain Dev.* 27 Suppl 1: S8-13, 2005.
5) Temudo, T. *et al.*; Movement disorders in Rett syndrome: an analysis of 60 patients with detected MECP2 mutation and correlation with mutation type. *Mov Disord.* 23: 1384-90, 2008.
6) Huppke, P. *et al.*; The spectrum of phenotypes in females with Rett Syndrome. *Brain Dev.* 25: 346-51, 2003.
7) Cass, H. *et al.*; Findings from a multidisciplinary clinical case series of females with Rett syndrome. *Dev Med Child Neurol.* 45: 325-37, 2003.
8) Downs, JA. *et al.*; Gross motor profile in rett syndrome as determined by video analysis. *Neuropediatrics.* 39: 205-10, 2008.
9) Hagberg, B. and Witt-Engerstrom, I.; Rett syndrome: a suggested staging system for describing impairment profile with increasing age towards adolescence. *Am J Med Genet Suppl.* 1: 47-59, 1986.
10) Witt-Engerstrom, I. and Hagberg, B.; The Rett syndrome: gross motor disability and neural impairment in adults. *Brain Dev.* 12: 23-6, 1990.
11) Foley, KR. *et al.*; Change in gross motor abilities of girls and women with rett syndrome over a 3- to 4-year period. *J Child Neurol.* 26: 1237-45, 2011.
12) Parkinsonism, in *Movement disorders in childhood,* (ed. Singer, HS, *et al.*). Philadelphia, Elsevier, 154-63, 2010.
13) Bebbington, A. *et al.*; Investigating genotype-phenotype relationships in Rett syndrome using an international data set. *Neurology.* 70: 868-75, 2008.
14) Neul, JL. *et al.*; Specific mutations in methyl-CpG-binding protein 2 confer different severity in Rett syndrome. *Neurology.* 70: 1313-21, 2008.
15) Smeets, EE. *et al.*; Rett syndrome and long-term disorder profile. *Am J Med Genet A.* 149A: 199-205, 2009.
16) Hanks, SB.; Motor disabilities in the Rett syndrome and physical therapy strategies. *Brain Dev.* 12: 157-61, 1990.
17) Larsson, G. and Engerstrom, IW.; Gross motor ability in Rett syndrome-the power of expectation, motivation and planning. *Brain Dev.* 23 Suppl 1: S77-81, 2001.

2-6 発育障害と小頭症

I. レット症候群の成長障害

　地域住民を対象としたコホート研究における全米のレット症候群の7%に該当するデータからは、年齢補正した体重、身長、BMIの平均値はレット症候群で標準曲線を下回り、年齢が上がるにつれて確実に低下し、−2SD以下でした[2-5]。レット症候群の児の80%以上は体重が十分に増加せず、87.5%は身長が−2SD以下でした[2]。ポルトガルの27例の調査では40%前後で標準を下回る体重、55%程度が標準体重、7%程度が肥満です[6]。BMIは標準値とあまり違いを認めにくく、ばらつきが大きいという結果でした[2]。7、8歳を過ぎると多くのレット症候群の体重、身長は、健常児の標準曲線から−3SD以上下回ります[5,7]。思春期になると、身長や体重の成長は止まります[2]。

　頭囲は出生時には正常で、その後頭部の成長が遅くなります（3ヵ月〜4年）[8,9]。後年になると皮膚や皮下組織の増加によって頭囲が増加するケースもあります。小頭はレット症候群の初発症状の1つだという見方もありますが、小頭症があっても身体的な成長がみられるレット症候群の女児のうち45%は発

表1 米国レット症候群自然史研究に基づく成長曲線（身長・体重）

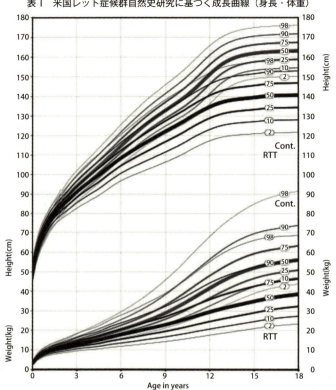

Tarquinio DC, et al. Growth failure and outcome in Rett syndrome: specific growth references. Neurology; 79: 1657-58, 2012. より改変
（RTT：レット症候群　太い曲線、Cont.：健常女児　細い曲線）上段：身長（cm）、下段：体重（kg）、丸囲み数字の各パーセンタイル

達の獲得が良好でした[2]。米国のコホート研究をもとに、レット症候群の標準化した成長（身長、体重、BMI、頭囲）曲線が作成されています（表1, 2）。機能的な粗大運動、微細運動、非音声的言語の喪失、側彎、てんかん、座位、などの重症度と成長の推移は関連性があります[2]。オーストラリアの地域住民を対象と

表2 米国レット症候群自然史研究に基づく成長曲線（頭囲・BMI）

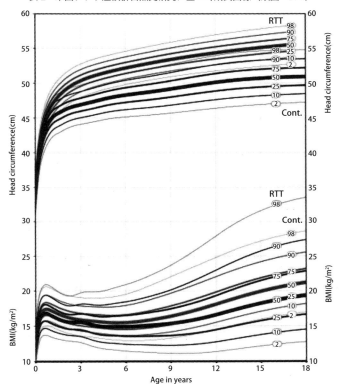

Tarquinio DC, et al. Growth failure and outcome in Rett syndrome: specific growth references. Neurology; 79: 1657-58, 2012. より改変

（RTT：レット症候群　太い曲線、Cont.：健常女児　細い曲線）上段：頭囲（cm）、下段：BMI(kg/m²)、丸囲み数字の各パーセンタイル

した調査では、低移動度のケースは高移動度のケースよりBMIは高く、息止めや頻呼吸が頻回になるほどBMIは低くなっています[3]。一般に成長不全は不随意運動の増加には関係しないと考えられています。

2. 遺伝子変異と成長との関連性

　MECP2遺伝子変異と成長との関連性については、2〜7歳では、C末端に短縮型変異のあるケースはC末端前の変異や巨大欠失、変異なし、T158M、R168X、R255X点変異があるケースより体重が高く、後半部分に変異のあるケースは前半に変異があるケースよりBMIが高くなっていました[5]。C末端に短縮型変異のあるケースでは、体重の成長曲線の基線はC末端前に短縮型変異のあるケースや巨大欠失、他の変異のあるケースよりも低くなっていました[5]。R270X点変異のケースはR306CやR133C点変異といった軽症レット症候群のケースより平均体重の増加は遅れています[5]。BMIの増加速度はC末端に短縮型変異のあるケースは巨大欠失、他の変異、R249X、R270X点変異のケースより早くなっています[2]。頭囲では、2〜7歳ではR294X点変異のケースの方がR255XやR270X点変異より大きくなっています[5]。C末端前に短縮型変異のあるケースの方がC末端変異のあるケースより成長速度が遅くなっています[5]。7〜12歳では頭囲はC末端前の短縮型変異があるケースは小さく、巨大欠失のあるケースでは変異のないケースより小さくなっています。また、言語能力維持型のレット症候群ではR133C点変異が高頻度にみられ、身長、体重、頭囲は正常範囲にあるケースが多くみられます[10]。成人では変異型による最終の平均的な成長の差はありません[3]。

3. 内分泌と成長

　内分泌と成長との検討では、IGFBP-3、アルギニンやインスリンを用いたGH負荷検査の結果は正常で、GH分泌は正常でも、GHの日内変動において乱れているケースが確認されています[11]。一方で食事がスムーズにすすまないケースや便秘のあるケースでは、脳腸ホルモンであるグレリンの血中濃度が早朝空腹時に健常児と比べて上昇しきれないことが確認されています[12]。また、レット症候群女児はBMIや身長が低値にもかかわらず、血中GHやIGF-1濃度は健常者と差がなく、血中活性型グレリン／総グレリン比は健常者より高値を示しています[13]。レット症候群では身体の成長やエネルギー代謝、日内変動、摂食などの変動に対してフィードバックのある相互作用を示すグレリン／GH／IGF-1軸の反応が鈍いことが示唆されます。

　家族は食欲が平均的、あるいは旺盛と割合感じています。食事中口を開けず、非協力的な一貫性のない摂食行動をとりがちですが、その原因が何か特定することは困難です。一方で食事を誘導することで、開口や口元にスプーンを持っていくなどの一連の動作の改善が確認されています[14-18]。健常者では食欲亢進時に血中グレリン濃度が急激に上昇することで、消化管の蠕動運動の亢進や成長の促進がみられることから、レット症候群では食欲や摂食に対する生体反応が鈍い可能性が示唆されています。甲状腺ホル

モン、エストラジオール、プロラクチン、コルチゾールの血中濃度は正常です[11]。

　痩身の場合には、食事の与え方、摂取カロリー、口腔運動機能の評価を受けることが推奨されます。摂食動作の向上や食事時間の短縮、食欲不振や食べさせてもらうことへの依存を改善させるよう食事療法を続けることが重要です。

4. 骨折リスクへの対応

栄養学的リハビリと各国の症例と報告

　精力的な栄養学的リハビリが行われない場合、進行性の体重および身長の劣化が見られます。痩身の体重不足の状態は精力的な食事療法にもかかわらず、保持されます。92例のレット症候群女児の胃瘻造設前後での身長、体重、BMIは、造設術の時期にかかわらず増加しています[19]。一方で10代後半から成人初期になると、特別な対処をしなくても体重は増加していきます。イタリアでの先行研究では、6例のレット症候群女児に1日2回、6ヵ月間IGF-1を投与した結果、全例で3ヵ月間身長と体重の増加を確認しています[20]。

　骨減少症や骨のミネラル分が少なく、骨密度が低い骨粗しょう症の状態になりやすいです[21-23]。レット症候群の女児では、全身の骨密度や骨塩量が健常児より不足し、年齢が上がっても骨塩量の改善がみられません[22, 24, 25]。そのため、骨サイズが健常児より10％減少しており、脊椎や臀部における2次元や3

次元の骨密度は低下しています[26]。

　アメリカでの49例のレット症候群の骨密度計測では、48.9％で第1～4腰椎の骨密度が標準から−2SD以下でした[27]。Ca補給、ビスホスホネート製剤投与がなく、低カルシウム血症や副甲状腺機能亢進症のない0～40歳までのレット症候群におけるDEXA測定[注]の結果、骨密度、骨塩量が−2SD以下になる頻度は各々45％、59％でした[28]。レット症候群では痛みに関する感覚が異常なため、患者は骨折に気づかれにくいですが、脊椎や臀部の2次元骨密度や脊椎の3次元骨密度は軽微な外力による骨折に関連性を認めます[21]。デンマークにおけるレット症候群の61例の女児では低年齢で骨折を起こしやすいことが判明しています[29]。オーストラリアのコホート研究からは骨折の頻度は43.3％です[30]。健常者より骨折のリスクが約4倍高いです[29,30]。骨密度はてんかん、てんかん治療、MeCP2遺伝子の変異型、X染色体不活性化、ビタミンDの状態との関係は明らかではありません[26]。

　一方、オーストラリアのレット症候群データベースに基づく解析では、R168XやT158M点変異のあるケースでは2次元骨密度や骨量の低さに対する予測因子になっています[31]。また、大腿骨近位部の骨密度は年齢やてんかんの増加、運動の低下に伴い減少しています[31]。マルチビタミンや調整乳を補充していないケースでは補充しているケースより血中25(OH)D濃度は低くなっていますが、栄養状態、抗てんかん剤、移動度、MeCP遺伝子変異による血中

注) DEXA(dual-energy X-ray absorptiometry)

25(OH)D濃度の違いは見られていません[32]。

レット症候群で報告のある骨折リスク因子

抗てんかん剤による骨折のリスクは、バルプロ酸で増加し、ラモトリジンでは服用初年度でより少ない増加率となりますが、経年で変化なく、カルバマゼピンでは2年以上の服用で少しリスクが下がります[33]。骨粗鬆症の診断のために、DEXAスキャン、レントゲン撮影によって骨塩密度を測定する必要があります。カルシウムやビタミンDは正常に吸収されます。6歳で早熟症を発症し、9歳程度の骨年齢だったケースも報告されています[34]。

グレリンは骨成長を促進させるホルモンとして知られますが、イタリアでのグレリンと骨密度との検討では、123例の思春期のレット症候群女児では健常児よりも血中グレリン濃度が高く、全身骨密度、全身骨塩量や全身骨塩量／身長比は低下しています。思春期のレット症候群女児において血中グレリン濃度と骨年齢やBMIとは逆相関を示しています[35]。また思春期のレット症候群女児は健常児より脂質成分、徐脂質成分ともに低い傾向にありますが、統計学的な有意差は徐脂質成分のみで見られています[35]。しかしグレリンは骨塩量の予測因子にはなっていません[35]。

立位保持の練習やカルシウム摂取は骨を強くするのに奨励されます。骨粗鬆症の治療としてFosamaxやPamidronateが有用です。また、ビスホスホ製剤が骨密度を改善させるのに有効です[36]。

参考文献

1) キャシー・ハンター（著），日本レット症候群協会（訳），『レット症候群ハンドブックII』，日本レット症候群協会翻訳事務局，2013.
2) Schultz, RJ. *et al.*; The pattern of growth failure in Rett syndrome. *Am J Dis Child.* 147: 633-7, 1993.
3) Oddy, WH. *et al.*; Feeding experiences and growth status in a Rett syndrome population. *J Pediatr Gastroenterol Nutr.* 45: 582-90, 2007.
4) Bebbington, A. *et al.*; Updating the profile of C-terminal MECP2 deletions in Rett syndrome. *J Med Genet.* 47: 242-8, 2010.
5) Tarquinio, DC. *et al.*; Growth failure and outcome in Rett syndrome: specific growth references. *Neurology.* 79: 1653-61, 2012.
6) Schwartzman, F. *et al.*; Eating practices, nutritional status and constipation in patients with Rett syndrome. *Arq Gastroenterol.* 45: 284-9, 2008.
7) Hagberg, G. *et al.*; Head growth in Rett syndrome. *Brain Dev* 23: S227-9, 2001.
8) Kerr, AM. and Stephenson, JB.; Rett's syndrome in the west of Scotland. *Br Med J. (Clin Res Ed)* 291: 579-82, 1985.
9) Percy, AK. *et al.*; Rett syndrome diagnostic criteria: Lessons from the Natural History Study. *Ann Neurol.* 68: 951-5, 2010.
10) Renieri, A. *et al.*; Diagnostic criteria for the Zappella variant of Rett syndrome (the preserved speech variant). *Brain Dev.* 31: 208-16, 2009.
11) Huppke, P. *et al.*; Endocrinological study on growth retardation in Rett syndrome. *Acta Paediatr.* 90: 1257-61, 2001.
12) Hara, M. *et al.*; Ghrelin levels are reduced in Rett syndrome patients with eating difficulties. *Int J Dev Neurosci.* 29: 899-902, 2011.
13) Hara, M. *et al.*; Relation between circulating levels of GH, IGF-1, ghrelin and somatic growth in Rett Syndrome. *Brain Dev.* 36(9): 794-800, 2013.
14) Halbach, NS. *et al.*; Altered carbon dioxide metabolism and creatine abnormalities in rett syndrome. *JIMD Rep.* 3: 117-24, 2012.

15) Schwartzman, F. *et al.*; Eating practices, nutritional status and constipation in patients with Rett syndrome. *Arq Gastroenterol.* 45: 284-9, 2008.
16) Reilly, S. and Cass, H.; Growth and nutrition in Rett syndrome. *Disabil Rehabil.* 23: 118-28, 2001.
17) Issacs, JS. *et al.*; Eating difficulties in girls with Rett syndrome compared with other developmental disabilities. *J Am Diet Assoc.* 103: 224-30, 2003.
18) Qvarfordt, I. *et al.*; Guided eating or feeding: three girls with Rett syndrome. *Scand J Occup Ther.* 16: 33-9, 2009.
19) Motil, KJ. *et al.*; Gastrostomy placement improves height and weight gain in girls with Rett syndrome. *J Pediatr Gastroenterol Nutr.* 49: 237-42, 2009.
20) Pini, G. *et al.*; IGF1 as a Potential Treatment for Rett Syndrome: Safety Assessment in Six Rett Patients. *Autism Res Treat* 2012: 679801, 2012.
21) Hofstaetter, JG. *et al.*; Altered bone matrix mineralization in a patient with Rett syndrome. *Bone.* 47: 701-5, 2010.
22) Haas, RH. *et al.*; Osteopenia in Rett syndrome. *J Pediatr.* 131: 771-4, 1997.
23) Leonard, H. *et al.*; A population-based approach to the investigation of osteopenia in Rett syndrome. *Dev Med Child Neurol.* 41: 323-8, 1999.
24) Motil, KJ. *et al.*; Fractional calcium absorption is increased in girls with Rett syndrome 2006. *J Pediatr Gastroenterol Nutr.* 42: 419-26, 2006.
25) Ellis, KJ. *et al.*; Z score prediction model for assessment of bone mineral content in pediatric diseases. *J Bone Miner Res.* 16: 1658-64, 2001.
26) Roende, G. *et al.*; DXA measurements in Rett syndrome reveal small bones with low bone mass. *J Bone Miner Res.* 26: 2280-6, 2011.
27) Shapiro, JR. *et al.*; Bone mass in Rett syndrome: association with clinical parameters and MECP2 mutations. *Pediatr Res.* 68: 446-51, 2010.
28) Motil, KJ. *et al.*; Bone mineral content and bone mineral density are lower in older than in younger females with Rett syndrome. *Pediatr Res.* 64: 435-9, 2008.
29) Roende, G. *et al.*; Patients with Rett syndrome sustain low-

energy fractures. *Pediatr Res.* 69: 359-64, 2011.
30) Downs, J. *et al.*; Early determinants of fractures in Rett syndrome. *Pediatrics.* 121: 540-6, 2008.
31) Jefferson, AL. *et al.*; Bone mineral content and density in Rett syndrome and their contributing factors. *Pediatr Res.* 69: 293-8, 2011.
32) Motil, KJ. *et al.*; Vitamin D Deficiency is Prevalent in Females with Rett Syndrome. *J Pediatr Gastroenterol Nutr.* 53: 569-74, 2011.
33) Leonard, H. *et al.*; Valproate and risk of fracture in Rett syndrome. *Arch Dis Child.* 95: 444-8, 2010.
34) Baş, VN. *et al.*; Report of the first case of precocious puberty in Rett syndrome. *J Pediatr Endocrinol Metab.* 26(9-10): 937-9, 2013.
35) Caffarelli, C. *et al.*; The relationship between serum ghrelin and body composition with bone mineral density and QUS parameters in subjects with Rett syndrome. *Bone.* 50: 830-5, 2012.
36) Lotan, M. *et al.*; Osteoporosis in Rett syndrome: a case study presenting a novel management intervention for severe osteoporosis. *Osteoporos Int.* 24(12): 3059-63, 2013.

2-7　てんかん

1. レット症候群のてんかんと原因遺伝子

　診断基準の項に述べたように、最近のレット症候群の診断基準は、レット症候群を*MECP2*の異常によるものに限定する方向が見受けられます[1]。レット症候群の原因遺伝子は、*MECP2*以外に、*CDKL5*や*FOXG1*が知られています[2]。特に*CDKL5*は、早期発症てんかん型と呼ばれ、*MECP2*遺伝子異常によるものと比較して、早い時期からてんかんを発症し、臨床的特徴がかなり異なります。てんかんの特徴は、原因遺伝子により異なるため、主にMECP2の変異によるてんかんについて述べ、それ以外は原因遺伝子ごとに解説します。

2. 疫学と自然歴

　*MECP2*の変異によるレット症候群でてんかんを有する頻度は、約60％程度と高率で、レット症候群の健康管理上、大きな問題となります[3][4]。

　発症は年齢依存性で、2〜5歳の間、平均4歳です。2歳以前に発症することは、かなりまれで4％程度で

あり、*MECP2*に異常を有するのは20%程度と言われています。その場合には、*CDKL5*やその他の原因を考えたほうが良いかもしれません。逆に10歳以降に発症することもまれです。

　発作症状は、あらゆる種類の発作が出現すると言われています[5]。多いのは、複雑部分発作、全般強直間代発作、強直発作、ミオクローヌス、欠神発作、間代発作です。また、一人の患者が複数の発作を有することも少なくありません。てんかん発作としては、部分発作の方が多く、てんかん症候群分類としては、全般てんかんよりも部分てんかんに分類される方が多いと考えられます[6]。また、睡眠時に棘徐波が連続してけいれん重積状態（ESES）となって、ヒプスアリスミア様となる症例もあります。ただし、こうした症例が必ずしも重症とは限りません[5]。

　てんかん発作は、当初難治に経過しますが、年齢とともに徐々に軽症化する傾向があります。思春期以降は、発作頻度が減り、二次性全般化も減ります。これは、幼少期に難治であった場合でも同様です。

　予後予測因子について、はっきり確認されたものはありません。発症時期が早かったり発作が多かったりすると認知機能が悪く、脳波の異常性の高さは関連が薄いという研究もあります[7]。小頭症の有無といったことが検討されていますが、結論はさまざまで、明瞭な結論は得られていません。

> コラム
>
> **てんかんの定義とてんかん発作の分類**
>
> 　てんかんは慢性の脳疾患で、最も中心的な症状は、脳の神経細胞が過剰な電気活動を起こすてんかん発作ですが、それ以外にも知的障害や運動障害といったさまざまな症状を伴うことがあります。診断のためには、脳波やMRIといった検査を行いますが、必ずしも脳波異常を認めないこともあります。
>
> 　てんかん発作には、さまざまな種類があり、厳密に分類するためには発作時脳波が必要となることもありますが、日常臨床では、必須ではありません。発作時の異常脳波の広がり方により、発作波が局所にとどまる部分発作と、最初から左右両側に発作波が広がる全般発作に分かれます。発作の種類により、どの抗てんかん薬を選ぶべきかが変わります。レット症候群では、両側性に広がる異常波が多いため、全般発作で優先的に使うことの多い薬として、バルプロ酸が第一選択になることが多くなります。

3. 発作症状・脳波と病期との対応

　発作間欠期の脳波の特徴は、年齢・臨床病期により変化していきます[8]。レット症候群の病期は、乳児期の低緊張と運動発達遅滞に始まる第1期、意味のある手の動きや言語コミュニケーションの減少・消失から、手の常同運動や歩行の異常といった退行が急速に進む第2期、急速な退行の後に続く比較的安定した第3期、10代以降に訪れる緩やかな運動退行の第4期に大まかに分けられます。てんかん発作が出現するのは、第2期から第3期であり、2〜5歳の間、平均4歳です。

　第1期は、発作はあまり目立ちません。発作間欠期の脳波も、典型例では、ほぼ正常です。時に基礎律動（背景活動）が徐波化することがあります。

第2期になると、てんかん発作が出現することもあります。発作間欠期脳波では、基礎律動の徐波化が明瞭になります。最初に明らかになる異常波は、ローランド棘波と呼ばれるもので、睡眠時に中心部・側頭部に出現する異常波です。また、2歳ごろまでは睡眠時の脳波の発達は問題ありませんが、その後、睡眠第2期に認められる紡錘波が不明瞭となり、消失します。

　第3期には、てんかん発作が増加します。頭蓋頂鋭波（ハンプ）や紡錘波といった睡眠時の生理的な脳波は消失し、基礎律動の徐波化は続きます。病期が進むと、睡眠時の脳波では背景活動が低電位化し、時折、両側性に同期して広がる不整なδ波が出現するようになり、さらにはこれが覚醒時にも出現するようになります。

　第4期にも、背景活動の徐波化は残ります。覚醒時には多焦点性の棘波や鋭波、睡眠時には全般性遅棘徐波が出現します。しかし、脳波上は異常が残っても、この時期にはてんかん発作は、あまり大きな問題とはなりません。患者によっては、正常に近い脳波となることもあります。中心部や頭蓋正中部において4〜6Hzのθ波が主体となることもあります。

4. 非てんかん性エピソードとの鑑別のポイント

　レット症候群は、てんかん発作以外にも、ジストニアや舞踏運動、振戦、運動失調、常同運動といった異常運動、呼吸異常や末梢血管運動反射の異常と

いった自律神経の異常があり、てんかん発作との鑑別が問題になります。

ビデオ脳波やjerk locked back averagingという電気生理学的な検査で、てんかん発作と思われる症状を検討した研究があります[9]。この結果、身体をピクッと動かすミオクローヌス発作は、不随意運動として軽視される傾向がありました。特に、他のてんかん発作の治療のために用いられていたカルバマゼピンによって、ミオクローヌスが増悪していることもありました。一方、身体を硬直させる動きや無呼吸などは、てんかんと考えられていたのに、こうした検査でてんかん発作ではないとわかることが多くありました[9]。

ビデオ脳波で検討すると、保護者が報告するてんかん発作用の動きの3分の1しかてんかん性脳波活動を伴っていなかったという報告もあります[10]。てんかん発作が難治に経過している場合には、可能な限りビデオ脳波でその発作が真にてんかん発作なのかどうかを確認することが望ましいと考えられます。

5. 遺伝子異常とてんかん発作の対応

重度の*MECP2*異常を生じる変異（大きな欠失やearly truncating mutation、メチル基結合領域、核）では、より早期・重度のてんかんを発症し、軽症の異常を生じる変異（late truncating mutation、C末端の欠失）では、てんかんは軽症となります。p.T158Mやp.R106Wではてんかん発症率が70%を超え、難治性

のことが多く、p.R255Xやp.R306Cでは50％程度と、てんかん発症率も低めです。しかし、大人数を集めた検討では、差は認めないとする報告もあります。

近年、*BDNF*の多型がてんかんの重症度に影響を与えるという報告もあります[11)][12)]。

6. てんかんの治療

レット症候群のてんかんに対して、必ず有効と言える薬はありません。約半数で難治性の発作を有するため、発作消失のためには多剤併用が必要となることも多いです。2つ以上の抗てんかん薬を使っても発作が難治に経過するのは、全体の16〜19％であるという報告もあります[13)][8)]。上記のように、年齢とともに脳波と発作症状は変化していきます。しかし、脳波所見は比較的異常が強くても、必ずしも発作が難治であるとは限りません[13)]。

レット症候群の患者では、全般発作と部分発作の双方が出現するため、種々の発作に有効な有効域の広い薬が選ばれ、バルプロ酸やラモトリギンがよく使われています。

バルプロ酸は、現時点では最もよく用いられている薬と考えられます。バルプロ酸を単剤として用いた時の有効率は、6％から75％まで幅があります。また、バルプロ酸はてんかん発作だけではなく、睡眠時の電気的てんかん重積状態に対しても有益と考えられています。ラモトリギンは、てんかん発作を50〜70％程度減らしたという報告があり、また、覚醒

度を上げて生活全般を改善したという報告がありますが、一方で患者により有効性に差があるとも言われています。

難治例では、多剤併用が必要となり、レベチラセタム、ラモトリギン、トピラマートの有効性が高いと言われています。いつまで治療をするかということは、年長になるとてんかんが軽症化するため、発作が消失してある程度経った時点で、薬を減量していくことになります。

特殊療法として、ケトン食療法があります。ケトン食療法は、炭水化物とタンパク質を制限して脂肪を多く摂取する特殊な食事療法で、1920年代から行われている歴史のある治療法です。ただ、さまざまな合併症がありえるため、医師の管理のもとで行う必要があります[14]。ケトン食療法に関する報告は3つあり、いずれも好成績であったとしています。3つの報告全体で、9名の患者でケトン食療法を行い、7名が継続可能で、うち6名が発作の完全消失には至りませんでしたが、50％ないし70％の発作減少が得られました。レット症候群の患者では、胃瘻を造設していることも多いので、ケトン食療法は有力な治療候補と考えられています。国際ケトン食療法研究グループでは、レット症候群をケトン食療法が有効な可能性のある疾患と位置付けています。

もう一つの特殊療法は、てんかん外科手術の一つ、迷走神経刺激術(vagus nerve stimulation: VNS)です。VNSは、左頸部にある迷走神経を、腹部に固定した体内刺激装置により断続的に電気刺激することによ

り、てんかん発作の頻度が年単位で減少するというものです。VNSを施行した7例の患者中6例で、1年後に発作が半分以下になったという報告があります。また、さらにVNSを続けることで90％以上減少したという報告も2例あります。また、覚醒度が上がったという報告もあります。迷走神経を刺激するため、もともと自律神経機能に異常があるレット症候群では、何らかの悪影響が出ることが心配されていましたが、特に問題は生じていません。

　抗てんかん薬による治療は長期間にわたるため、薬の副作用を考慮しなくてはいけません。特に注意すべきはバルプロ酸によるものです。バルプロ酸は、骨粗鬆症や易骨折性を来すことがあります。実際、レット症候群の患者では、バルプロ酸を使用すると骨折を起こすリスクが3〜4倍に増えたという報告もあります。バルプロ酸を使用する場合には、骨塩定量を定期的に行い、栄養評価・栄養指導を行う方が良いでしょう。

　また、逆に、ラモトリギン、バルプロ酸、トピラメートが行動障害に対して、良い効果を及ぼしているという報告もあります。

6. CDKL5異常によるてんかん

　*CDKL5*遺伝子の異常によるレット症候群は、早期発症てんかん型と呼ばれ、5ヵ月以前からてんかん発作を生じ、特にてんかん性スパスムや難治性のミオクロニー発作が多く認められます[2]。*MECP2*異常

によるレット症候群では2歳前にてんかんを発症することはまれで、明らかにてんかんの発症は早いです。それ以外に、発達遅滞が重度のために、もともと達成できる発達のレベルが低く、上肢操作や言語・コミュニケーション機能の獲得がないために、明らかな退行を認めないことや、目でじっと見つめるしぐさがないことも特徴的です。一方、3分の1の患者が歩行を獲得します。頭部MRIでは皮質の萎縮と、特に側頭葉優位に白質のT2高信号を認めます。

　これまでの報告では、ほぼ全例で早期にてんかんを発症し、難治です。生まれて数日後から、吸啜不良や追視不良といった症状が出現し、その後難治性てんかんが発症します。てんかん性スパスムが特徴的ですが、2～4分以上続くやや長めの全般性強直間代発作があり、特に強直して体が震えるような発作が特徴的です。脳波では、両側性に同期する脳波の平坦化から始まり、鋭波や棘波が反復して出現します。3歳以上までフォローすると、半数がてんかんは軽快します。しかし、残りは難治です。

7. *FOXG1* 異常によるてんかん

　*FOXG1*遺伝子の異常によって起こる疾患は2つの種類に分けられます[2)][15)]。1つは*FOXG1*遺伝子を含む染色体領域が重複する異常で、もう1つは*FOXG1*遺伝子を含む染色体領域が欠失する異常と*FOXG1*遺伝子の遺伝子内に変異を生じる異常です。重複する場合には、乳児期にウェスト症候群を来します。頭部

MRIなどでは異常を認めず、比較的ACTH療法への反応性も良好です。運動発達は比較的良好で、手も使用可能ですが、自閉性を認めることが多いです。

　先天型レット症候群と呼ばれるのは、後者の*FOXG1*遺伝子を含む染色体領域が欠失する場合と*FOXG1*遺伝子の遺伝子内に変異を生じる場合です。しかし、*MECP2*異常によるレット症候群とは明確な違いがあります。*FOXG1*異常の患者では、出生後に発症する成長障害、重度の後天性小頭症、重度の発達障害があり、言語発達はなく、自閉症に類似した他者との社会的相互作用の障害や睡眠異常を呈し、ジスキネジアを伴う常同運動とてんかんを伴います。歩くことはほとんどありません。発達遅滞が重度のため、退行はありません。頭部MRIでは、脳回構造が単純で、脳梁の菲薄化、前頭葉の皮質の肥厚を認めます。てんかんの発症は、3ヵ月から14歳の間と、かなり幅があります。発作型は、強直発作や全般性強直間代発作、複雑部分発作があります。脳波では、多焦点性の異常を認めます。有効なてんかんの治療法は、知られていません。

参考文献

1) Neul, JL. *et al.*; Rett syndrome: revised diagnostic criteria and nomenclature. *Ann Neurol.* 68: 944-50, 2010.
2) Guerrini, R. and Parrini, E.; Epilepsy in Rett syndrome, and CDKL5- and FOXG1-gene-related encephalopathies. *Epilepsia.* 53: 2067-78, 2012.
3) Huppke, P. *et al.*; Treatment of epilepsy in Rett syndrome. *Eur J Paediatr Neurol.* 11: 10-6, 2007.
4) Glaze, DG. *et al.*; Epilepsy and the natural history of Rett

syndrome. *Neurology.* 74: 909-12, 2010.
5) Nissenkorn, A. *et al.*; Epilepsy in Rett syndrome-the experience of a National Rett Center. *Epilepsia.* 51: 1252-8, 2010.
6) Cardoza, B. *et al.*; Epilepsy in Rett syndrome: association between phenotype and genotype, and implications for practice. *Seizure.* 20: 646-9, 2011.
7) Vignoli, A. *et al.*; Correlations between neurophysiological, behavioral, and cognitive function in Rett syndrome. *Epilepsy Behav.* 17: 489-96, 2010.
8) Dolce, A. *et al.*; Rett syndrome and epilepsy: an update for child neurologists. *Pediatr Neurol.* 48: 337-45, 2013.
9) d'Orsi G, *et al.*: Epileptic seizures, movement disorders, and breathing disturbances in Rett syndrome: diagnostic relevance of video-polygraphy. *Epilepsy Behav.* 25: 401-7, 2012.
10) Glaze DG, *et al.*: Rett syndrome: characterization of seizures versus non-seizures. *Electroencephalogr Clin Neurophysiol.* 106: 79-83, 1998.
11) Nectoux J, *et al.*: The p.Val66Met polymorphism in the BDNF gene protects against early seizures in Rett syndrome. *Neurology* 70: 2145-51, 2008.
12) Zeev BB, *et al.*: The common BDNF polymorphism may be a modifier of disease severity in Rett syndrome. *Neurology* 72: 1242-7, 2009.
13) Buoni S, *et al.*: Drug-resistant epilepsy and epileptic phenotype-EEG association in MECP2 mutated Rett syndrome. Clin Neurophysiol 119: 2455-8, 2008.
14) 藤井達哉, editor. ケトン食の基礎から実践まで〜ケトン食に関わるすべての方へ〜. 東京: 診断と治療社; 2011.
15) Seltzer LE, *et al.*: Epilepsy and outcome in FOXG1-related disorders. *Epilepsia* 55: 1292-300, 2014.

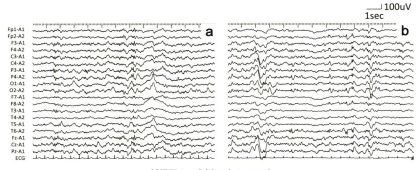

付録図1　症例1（p.T158M）
a　1歳5ヵ月時　左頭頂部から中側頭部に棘波が散発
b　2歳7ヵ月時　右頭頂部・後頭部・後側頭部に棘波・多棘波が散発

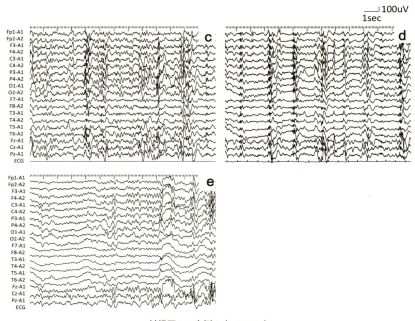

付録図2　症例2（p.R270X）
c　1歳9ヵ月時　右半球全体に広がる多棘波、棘波が出現、左中心部・頭頂部・後頭部に広がる棘波も出現
d　2歳2ヵ月時　右半球優位に全般性に広がる多棘波とそれに続き右後頭・頭頂部に広がる徐波が1回出現
e　5歳4ヵ月時　全般に広がる多棘波は消失し、右中心頭頂部、両側中心・前頭部に広がる棘波が出現。

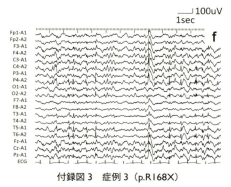

付録図3　症例3（p.R168X）

f　5歳5ヵ月時　右頭頂部から後頭部・後側頭部に棘波・棘徐波が散発、左後側頭部に棘波が散発

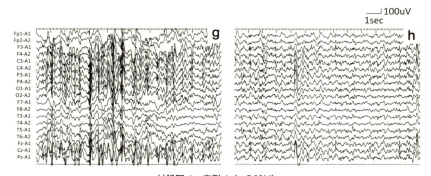

付録図4　症例4（p.Q83X）

g　4歳6ヵ月時（バルプロ酸内服中）全般性に広がる高振幅棘波・棘徐波が連続的に出現

h　4歳7ヵ月時　（バルプロ酸にニトラゼパムを追加）抗てんかん薬調整後、発作が消失。笑いが増えた。左前頭部から中心部、左中心部から後側頭部に棘波・鋭波が多発。全般性異常波が消失。

症例1と症例2は突発性異常波は出現しているが、てんかんはない。症例3と症例4は、てんかんを認めるが、バルプロ酸を中心に抗てんかん薬を調整して、発作が消失した。

軽症型の変異であるT158Mでは、異常の程度が軽く、重症型の変異であるR270Xでは、異常の程度が重い。同じく重症型の変異と言われるR168Xの症例3は、脳波異常は強くない。Q83Xは報告のない変異だが、同時期の脳波としては異常が強かった。臨床症状は、全例ともに歩行不能。症例2と3は典型的レット症候群で、乳児期に音声が出現していた。症例1と4は発声がなく重症で、非典型的レット症候群と診断されている。

②-8 自閉性、行動の問題

I. レット症候群と自閉症

　レット症候群は、DSM-IV-TRまでは、広汎性発達障害の項目の中の細分類に入っていました。広汎性発達障害に分類されていた疾患のなかで、遺伝子変異と疾患の関連が明らかにされたのは、レット症候群が初めてでした。DSM-Vでは、広汎性発達障害は、自閉症スペクトラム障害にあらためられ、細分類がなくなり、レット症候群は外されました。このような歴史的な変遷があり、また病態解明の観点からも、レット症候群と自閉症には密接な関連があります[1)2)]。しかし、レット症候群でみられる自閉性障害[注)]は自閉症とは異なります。

　典型的な臨床経過をたどり典型的レット症候群の症状がそろった状態では、自閉症と鑑別することは難しくはありません。しかし、レット症候群の早期（ステージ1）で確定診断される前や軽症例、あるいは非定型レット症候群では、自閉症との鑑別が難しいことがあります。

　レット症候群は、生後6ヶ月から18ヶ月までは、一見正常に発達するといわれています。乳児期早

注) 自閉性障害とは、広く対人関係の障害を指し自閉症と混同されて用いられています。自閉症（あるいは自閉症スペクトラム）とは、社会的な相互交渉の質的な障害、コミュニケーション機能の質的な障害、活動と興味の範囲の著しい限局性を特徴とします。ここでは、レット症候群にみられる対人関係の障害を自閉性障害としています（しかし、それは視線が合い人なつっこく近寄ってきたり笑顔を見せたりして、活動・興味の限局性はないが、意思疎通がはかれないといった特徴があり、自閉症のそれとは異なります）。

期には、手がかからない、ほ乳力が弱い、筋緊張が低いといった何らかの異常があっても、気づかれないことが多いのです。このような特性は、自閉症の子どもでもよく見られます。そして、それまで順調に発達していた子どもが、人と目を合わせることが減ったり、おもちゃにあまり興味をもたなくなったりする退行期に入ります（ステージ2）。少し喃語らしきものを言っていたのが、消えてしまいます。自閉症の子どもも、同じようにいくつか喃語がでていたのが消失するという折れ線型の発達を認めることがありますので、この時点では、鑑別が難しいでしょう。鑑別に有用なのは、頭囲です。レット症候群では、生下時の頭囲は正常範囲ですが、その後、頭囲発育が停滞し小頭症となっていきます。一方、自閉症の子どもでは、頭囲は大きめのことが多いです。乳児健診では、身体計測で身長、体重、頭囲、胸囲を測定していますが、母子手帳の身体計測欄でも幼児になると頭囲の項目がなくなり頭囲の計測の機会が減ります。発達の問題を認める子どもの診察には、頭囲を測定することをルーチンにしておくことが大切です。丁寧に頭囲を測定しながら経過をみるとよいでしょう。

　典型的レット症候群では、1～4歳になると、それまで獲得していた手の有目的な動きができなくなり、レット症候群に特有な手の常同運動がみられます（ステージ2）。典型的レット症候群はこの段階で診断がついていくことが多いと思われます。しかし、手の常同運動のパターンはかなり多様性があります。両

手を叩きあわせたり、体の中央で手をもんだりする典型的な動きの場合は気づかれやすいですが、手を口にもっていく動作などは、自閉症の子どもの中にもよくみられる動きなので鑑別が難しいことがあります。また、両手を合わせずに、各々の片手をそれぞれ動かしている場合は、手の常同運動と気付かれにくいこともあります。自閉症を疑っている子どもの診察において、手の動きに注目して観察してみましょう。

　自閉症の子どもは、視線を合わせることが苦手です。この特性は、年齢をへても苦手なままのことが多いです。一方、レット症候群では、退行期には視線をあわせにくいですが、安定期に入ると、逆に「じっとみつめる」ことがよくみられます。このような視線の違いにも注目して、経過をみるとよいでしょう。

　また、非典型的レット症候群の中の言語能力維持型（Preserved speech variant）では、自閉症との鑑別が難しくなります。このタイプの患者では、*MECP2*遺伝子のR133C変異が高率に認められています。この変異は、DNAの結合に影響をもたらさないことから、症状が軽症であるとされています。しかし、症状が軽いことは、かならずしも、両親の困難度が軽くなることにつながらないこともありますので、注意が必要です。すなわち診断が遅れることは、適切なサポートや介入が遅れることにつながります。頻度はまれではありますが、このレット症候群の言語能力維持型も念頭にいれて、女児で自閉症が疑われた場合は*MECP2*遺伝子検査を行ってみましょう。

また、近年、古典的レット症候群、言語能力維持型レット症候群以外でも、硬直や振戦を伴う精神遅滞や学習障害の中にも*MECP2*遺伝子変異が認められてきており*MECP2*遺伝子関連疾患は、その臨床像が広がってきています。

2. 行動の問題

　つぎに、レット症候群によくみられる行動の問題について述べます[3]。

　レット症候群では、突然、激しく泣いたり叫んだりすることがあります。言葉でコミュニケーションすることができないレット症候群の子どもは、泣いたり叫ぶことによって、不安、痛み、不快などと表現していると思われます。特に退行期にこれらの症状は、よく認められます。両親は、激しく泣いたり叫んだりする我が子を目の前にして、どうしてあげたらよいのかと混乱することでしょう。レット症候群の子どもが「泣く、叫ぶ」という手段を使って訴えていることを、痛いところがないか、かゆいところがないか、お腹が痛いのではないか、尿がでたことを知らせているのではないか、骨折はないかなどなど、ひとつひとつ探っていきましょう。レット症候群の子どもは、両親や介護者などかかわる人の言葉や雰囲気を感じ取る力をもっています。「激しく泣く」子どもの訴えの原因がわからない場合は、あせってしまうことも多いと思いますが、ゆっくり丁寧に言葉をかけながら、探っていくことが大切です。言葉

で意志を表出できなくても、視線で意志を表出できることもあります。選択できるものを呈示して、視線で選んでもらうとよいでしょう。

　レット症候群の子どもは、排泄に敏感です。尿がでたら、泣くことで知らせてくれることがあります。待つことが苦手なので、処理をしてくれるまで泣き続けることもあります。また、便秘が高率に認められますので、排便状態については、排便の有無だけではなく、排便間隔、でた便の量、性状にも注意しましょう。介護者は、「便がでている」と表現しても実際には少量の硬便しかでていないこともあります。腹部の触診を丁寧に行い、肛門指診も積極的にやりましょう。肛門の観察も重要です。「みはりいぼ」といって便秘で肛門裂傷をくりかえすと、肛門の皮膚が襞状になっていることもあります。便秘に対しては、食事で繊維のあるものの摂取や水分摂取をうながしましょう。規則正しい生活リズムも大切です。その上で、便秘が改善しない場合は、緩下剤、肛門刺激、ビサコジル座剤（テレミンソフト®）、グリセリン浣腸などを行ってみましょう。硬い便が直腸内に触れる場合には、オリーブオイル停留浣腸が有用です。寝る前にオリーブオイルを体重1ml/kgを注腸し、翌朝、ビサコジル座剤を入れると便がやわらかくなって痛みを伴わずに排便することができます。

　レット症候群の子どもには、呑気がよくみられます。お腹がパンパンになって苦しいだけでなく、呑気によりイレウスになる場合もあります。腹部のＸ線写真により便秘やイレウスなどの鑑別をしていき

ましょう。

　胃食道逆流症を伴っていて、逆流による不快感があることもあります。胃食道逆流症に対しては、H2ブロッカーや制酸剤などの薬物療法が有効ですから、激しく泣く場合の「不快」の原因として胃食道逆流症を念頭にいれて、上部消化管造影検査、ペーハーモニターなどの検査も考慮しましょう。

　レット症候群の子どもに、歯ぎしりがみられることがあります。歯ぎしりのために、歯のかみ合わせがすり減ってエナメル質がなくなり、歯髄が露出すると虫歯が進行してしまいます。歯ぎしりに有効な対応はなかなかありませんが、永久歯が生えてくるころには改善することが多いようです。レット症候群の子どもでは、口をきつくしめて、歯の診察に難渋することもありますが、歯については、虫歯などのチェックも含めて、歯科医に定期的にみてもらっておくとよいでしょう。

　自傷行為がみられることもあります。自傷行為としては、自分を噛んだり、叩くなどの行為があります。レット症候群の子どもの痛覚については個人差があり、閾値が高い場合も低い場合もあるようです。指を口の中に入れて、強く噛むことによって、指の皮膚のあれ、常に指を口にいれていると皮膚真菌症を発症したり、時には細菌により化膿する場合もあります。シーネなどを使用して指を直接的に噛めないように工夫して、真菌症や細菌感染の治療を行いましょう。自傷行為が激しい場合には、リスペリドンの少量投与が有効なこともあります。

レット症候群の子どもは、自ら気持ちの転換ができにくいこともあります。お気に入りの音楽をながしたり、リズムを聞かせることで気分の転換をはかれることもあります。

　いずれにしても、行動の問題の背景にある、身体的な苦痛、心理的な状況を充分にみきわめ、医学的な問題点を見逃さないことが重要です。

参考文献

1) Neul, JL.; The relationship of Rett syndrome and *MECP2* disorders to autism. *Dialogeus Clin Neurosci.* 14: 253-262. 2012.
2) Percy, AK.; Rett syndrome: exploring the autism link. Arch Neurol. 68: 985-9, 2012.
3) キャシー・ハンター（著），日本レット症候群協会（訳），『レット症候群ハンドブックⅡ』,「第3章　よく起こる問題　行動」,日本レット症候群協会翻訳事務局，143-60，2013.

2-9 筋緊張異常、不随意運動

1. はじめに

　レット症候群では、さまざまな運動障害が出現します。筋緊張異常や常同運動、運動失調があり、不随意運動もさまざまなものがあります。レット症候群は、成長するに伴い症状が変化するため、こうした運動障害についても、年齢に応じて変化します。常同運動については、手の常同運動・その他の常同運動の節を参照ください。

2. 筋緊張異常

　レット症候群では、生直後から、程度はさまざまですが低緊張を認めます[1]。多くは5ヵ月までに首が据わり、最終的にほぼ全例が定頸と寝返りを獲得しますが、約半数の患者は5歳ごろまでは低緊張を呈します。その後、臨床病期が進むにつれて、徐々に筋緊張が亢進して痙縮も目立つようになり、第4期には筋緊張亢進と強剛が出現します[2]。

3. 舞踏運動とアテトーゼ

　舞踏運動は、不規則に絶えず起こる過剰な運動を生じる不随意運動で、生じる動きの速度や方向は予測できずランダムに起こるものです。全身どこでも起こりえますが、顔面と上肢に多く、何か動作をしようとすると悪化する傾向があります。尾状核や淡蒼球の障害で起こります。アテトーゼは、舞踏運動よりもゆっくりとして、よじるような持続性の動きです。同様に、基底核の障害で起こりますが、症状に違いが生じる理由はわかりません。舞踏運動とアテトーゼの境界は不明瞭で、完全に区別することはできません[3]。

　レット症候群ではアテトーゼや舞踏運動は、全体としては多くはなく、あったとしても幼児時にのみ認めることが多いようです。幼児期のレット症候群の不随意運動を検討した報告では、10例のうち舞踏アテトーゼを認めたのは3例で、主に手の舞踏アテトーゼ運動が認められました[4][5]。学童期以降は、目立たなくなります。

4. ミオクローヌス

　ミオクローヌスとは、筋がすばやく、突然動く異常運動で、大脳皮質、大脳基底核と視床、脳幹、脊髄、末梢神経と、運動にかかわるさまざまな部位の異常により起こります。信号を伝達する神経細胞が、不

適格に短い興奮を起こして、筋に入力することで起きると考えられています[6]。

ミオクローヌスは、4歳以下の年少例では認められませんが、それ以降は5〜6割の患者で認められるようになります。特に4〜8歳で最も多く、また重症のものを認めました[4]。一方、振戦との区別が困難で、ごく一部の症例でしか認められないとした報告もありました[5]。レット症候群のミオクローヌスについて、電気生理学的に検討すると、10例中9例で認めました。Jerk-locked averagingという方法で、筋放電に先行して異常脳波の出現を認め、多くは皮質性ミオクローヌスであり、てんかん発作であるという報告がありました[7]。

5. ジストニア

ジストニアは、筋肉が異常収縮し続けるために、身体がねじれるような動きや異常姿勢を呈する症候群です。他の不随意運動と同じく、基底核・視床・皮質回路の異常によっておこりますが、特に黒質線条体神経のドーパミンD2受容体のドーパミン伝達が減少していると言われています[8]。

ジストニアは、成長するにしたがい増え、6割程度で認められます[4,5]。小児のレット症候群患者の中で最も重度のジストニアは最年長の8歳以上の群で認められ、年齢が進むにつれて重症化するようです。成人期の検討では、歩行可能な症例よりも、歩行が不能になった症例や、歩行を獲得できなかった症例

で多く認められたということですが、これは、ジストニアを呈する患者が重症であるために歩行障害も呈していると考えられるでしょう[9]。

ジストニアは、出現する部位にしたがって、四肢や体幹の一部のみが障害される局所性ジストニア、一定の区域が障害される分節性ジストニア、全身が障害される全身性ジストニアに分類されます。レット症候群では、上肢よりも下肢が、非対称性に障害されることが多く、下肢優位の分節性ジストニアの形をとることが多いです[4)9)]。歯ぎしりや眼球偏倚もジストニアの一つと考えられていますが、これらは、7割程度の患者で認められます。

6. 振戦

振戦とは、ある一点、または軸や平面に沿って、規則正しく起こる振動性の異常運動で、作動筋と拮抗筋が交互に収縮することによって起こるものです。振戦の分類には、原因による分類もありますが、症候学的分類が有用です。安静時振戦とは、振戦を呈する肢が、重力に対して完全に支持されている状況でも起こる振戦です。肢がさまざまな運動を呈している時に起こるものが運動時振戦で、次の5つに分類されます。重力に抗して肢や体の一部を保持しようとする間に起こるものが姿勢時振戦、随意運動を行う時に起こるものが動作時振戦、肢を動かして目標物に近づいた時に生じるもので、小脳障害により起こるものが企画振戦・終末時振戦、筋が長さを変

えずに収縮する時に生じるものが等尺性運動時振戦、書字や楽器演奏などの特異的な動作の時にのみ生じるものが動作特異性振戦です[10]。

FitzGeraldらによる検討では、安静時振戦や姿勢時振戦は認められませんでしたが、運動失調症状の一部として、運動時振戦を認めたと言われています[4]。しかし、Temudoらは、動作時振戦も姿勢時振戦も双方とも認めたとしています。動作時振戦の方が多いのですが、姿勢時振戦は5歳以降で、固縮や無動が目立ってきた患者で認めました[5]。パーキンソニズムを認める年齢になっても、パーキンソン病に特徴的な安静時振戦は認めないようです。

7. パーキンソニズム

パーキンソニズムは、パーキンソン病の中心的な症状のうち2つかそれ以上の症状を呈することで定義されます。安静時振戦、寡動・無動、強剛、姿勢反射が低下することによる姿勢の不安定性です。小児では安静時振戦はまれです。パーキンソニズムは、成人では黒質線条体経路のドーパミン神経が喪失することにより生じるとされていますが、それ以外の基底核・視床・皮質回路の異常によっても起こることが知られています[11]。

筋緊張の項で述べたように、年齢が進むと筋緊張が亢進し、強剛が出現します。8歳以上の年長例では、固縮と無動・寡動は6割程度の患者で認めるようになります。また、目によるコミュニケーションとも言

われるじっと見つめるしぐさはありますが、顔の表情が乏しくなること(hypomimia)は、当初から指摘されていました。これは、4歳以上の患者では7～8割で認められます[4]。こうしたパーキンソニズムは、歩行を獲得できないような重度の症例で早期から認められ、重度の遺伝子変異型を有する患者で認められるとも言われています[5]。

8. 運動失調

　運動失調は、麻痺や不随意運動がないのに、筋の協働・協調が損なわれて運動を円滑に行えなくなる状態です[12-14]。運動失調が起こる代表的な病巣として、脊髄後索を含む固有感覚伝導路と小脳があります。固有感覚とは、筋の収縮・弛緩、関節の屈曲・伸展といった身体の状態を知覚する感覚で、固有感覚伝導路には、脊髄後索を通る系と脊髄小脳路を通る系があり、前者は末梢神経から脊髄後索、視床、頭頂葉までを含みます。ここが障害されることにより、自分の身体の位置や運動の状態を認識できなくなり、運動を視覚で補正する必要が生じます。これが後索型運動失調です。小脳は、運動している時に、身体がどのように運動できているかを把握して運動を調整し、また、身体が円滑に運動するために必要な多数の筋を整然と動員しています。脊髄小脳路や小脳の障害により、運動の企画と修正、筋の動員がうまくいかなくなり、いわゆる測定障害、共同運動障害と呼ばれる運動異常が生じます。これが小脳型運動

失調と総称されるものです。

　レット症候群は、当初から、自閉性・知的障害・運動失調・意味のある上肢の運動が進行性に障害される疾患として報告されました。運動失調は、歩行に顕著に表れ、失調様歩行を呈すると言われます[15]。歩行を獲得した患者でも、固縮のために身体の平衡を保とうと上肢を使い、下肢を開脚気味にして歩行します[4)5)]。レット症候群の運動失調が、後索型か小脳型かということに言及したものはないようですが、小脳型であろうと上肢については運動失調があるという指摘はなく、上肢の運動障害としては、背景に失行があると考えられています[16]。

参考文献

1) Nomura, Y. and Segawa, M.; Clinical features of the early stage of the Rett syndrome. *Brain Dev.* 12: 16-9, 1990.
2) Cass, H. *et al.*; Findings from a multidisciplinary clinical case series of females with Rett syndrome. *Dev Med Child Neurol.* 45: 325-37, 2003.
3) Chorea, Athetosis, and Ballism, in *Movement disorders in childhood* (ed. Singer, HS, *et al.*), Philadelphia, Elsevier, 76-96, 2010.
4) FitzGerald, PM. *et al.*; Extrapyramidal involvement in Rett's syndrome. *Neurology.* 40: 293-5, 1990.
5) Temudo, T. *et al.*; Movement disorders in Rett syndrome: an analysis of 60 patients with detected MECP2 mutation and correlation with mutation type. *Mov Disord.* 23: 1384-90, 2008.
6) Myoclonus, in *Movement disorders in childhood,* (ed. Singer, HS, *et al.*), Philadelphia, Elsevier, 110-28, 2010.
7) Guerrini, R. *et al.*; Cortical reflex myoclonus in Rett syndrome. *Ann Neurol.* 43: 472-9, 1998.
8) Dystonia, in *Movement disorders in childhood,* (ed. Singer, HS, *et al.*), Philadelphia, Elsevier, 97-109, 2010.

9) Witt-Engerstrom, I. and Hagberg, B.; The Rett syndrome: gross motor disability and neural impairment in adults. *Brain Dev.* 12: 23-6, 1990.
10) Tremor, in *Movement disorders in childhood,* (ed. Singer, HS, *et al.*), Philadelphia, Elsevier, 129-38, 2010.
11) Parkinsonism, in *Movement disorders in childhood,* (ed. Singer, HS, *et al.*), Philadelphia, Elsevier, 154-63, 2010.
12) 平山惠造『神経症候学』,「運動失調」, 文光堂, 529-89, 2010.
13) Ataxia, in *Movement disorders in childhood,* (ed. Singer, HS, *et al.*), Philadelphia, Elsevier, 139-53, 2010.
14) Modulation of movement by the cerebellum. In: Purves D, *et al.*, editors. Neuroscience. Philadelphia: Sinauer; 2012. p. 417-33.
15) Hagberg, B. *et al.*; A progressive syndrome of autism, dementia, ataxia, and loss of purposeful hand use in girls: Rett's syndrome: report of 35 cases. *Ann Neurol.* 14: 471-9, 1983.
16) Downs, J. *et al.*; Perspectives on hand function in girls and women with Rett syndrome. *Dev Neurorehabil.* 17(3): 210-7, 2013.

2-10 睡眠障害

1. レット症候群における睡眠障害の特性

　睡眠は、脳のために脳が司っている重要な生理機能です。レット症候群では、非常に高率に睡眠の問題を認めます。そして睡眠の問題は、レット症候群の本人のみの問題ではなく、その家族全体に影響し、睡眠不足がつづくと介護者の心と体の健康もそこなわれ療育の意欲低下につながる大きな問題となります。しかし、睡眠に関する問題点は、医療者から積極的に問診をしないと介護者からの訴えが捉えにくいことがあります。このため、睡眠に対しては積極的な問診と適切な介入が必要です。

　ヒトの生体時計は、視交叉上核にあり、光情報が視交叉上核から、上頸部交感神経節を経て、松果体に伝えられてメラトニンが分泌されます。光刺激は、メラトニンの分泌を抑制するので、メラトニン濃度は、昼間は低く、夜間に高いという概日リズムを示しています。新生児は、寝たり起きたりを一日のうちに何度もくり返し（睡眠のフリーランニングといいます）、それが生後4ヶ月ころになると、夜にまとまって寝るようになり睡眠覚醒の概日リズムがはっきり

してきます。そして4歳頃になると昼寝はあまりしなくなります。1日の総睡眠時間は年齢を経るにしたがって短くなっていきます。これに対して、レット症候群では、昼間の過眠は年齢を重ねるにつれて長くなり、夜間の睡眠時間は、短くなりますが、1日の総睡眠時間は年長になっても長いままであったと報告されています[1]。

著者らは、睡眠障害を認めたレット症候群において、血中のメラトニンを反映するといわれる尿中代謝産物サルファトキシメラトニン（aMT6s）を調べました。睡眠障害を認めたレット症候群では、aMT6sは全体に低く、夜間のたちあがりも不明瞭で夜間のピークも低く、概日リズムが不明瞭でした（図1）[2]。このように、レット症候群においては内的なメラトニンの概日リズムが不明瞭なので、まずは、環境から概日リズムを整えることがより重要になります。ヒトの概日リズムは約25時間といわれており、地球の24時間リズムより少し長くなっています。それを朝の光を浴びることによって、毎日、24時間にリセットしています。このため、朝の光をあびそこねると睡眠覚醒の概日リズムがくるっていきます。さらに、夜間に光を浴びるとメラトニンの分泌が抑制されて、概日リズムを後退させます。したがって、概日リズムをたもつためには、朝の光をしっかりあびて、昼には屋外活動をうながし、夜の光をさけて、リラックスした雰囲気で眠らせることが大切です。

子どもが夜寝ないと、寝不足だからと昼間に寝かせてあげようと思われるお母さんも多いと思います。

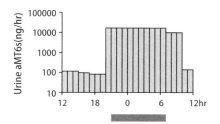
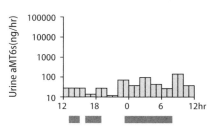
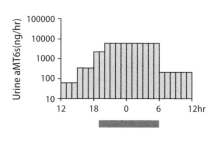
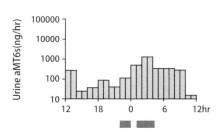
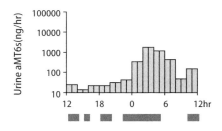

図1 睡眠障害を認めたレット症候群における尿中サルファトキシメラトニン動態
（文献2）を改変）

aMT6s: サルファトキシメラトニン
A. コントロール1: 6歳女児。睡眠障害を認めないLennox-Gastaut症候群。
B. コントロール2: 9歳女児。睡眠障害を認めないCHARGE症候群。
C. レット症候群1: 12歳女児。昼間過眠タイプ。
D. レット症候群2: 10歳女児。中途覚醒タイプ。
E. レット症候群3: 11歳女児。昼間過眠タイプ。

あるいは、夜に覚醒したときに、明るい光を付けて様子をみたりすることもあるでしょう。そうすると、どんどん、睡眠覚醒の概日リズムがくるって悪循環になっていきます。自宅で、睡眠覚醒リズムがかなり乱れていた子どもが、療育のために親子入院をして環境を整えると睡眠覚醒リズムが改善することをよく経験します。光環境に充分配慮して、かつ意識的に、起きる時刻、寝る時刻、食事の時間などを一定にして、環境の概日リズムをしっかり作ることが大切です。環境調整を整えても充分な睡眠がとれない場合に、次の段階として薬物療法を考えましょう。

2. 睡眠障害に対する薬物療法

　小児の睡眠障害に対する薬物治療のレビューでは、他の薬剤に比べてメラトニンが最も安全であったと報告されています[3]。その投与量は、ほとんどの報告では、メラトニン5mg以上で使用しており、成人領域での投与量の報告0.1〜3mgに比べて多いといえます。小児におけるメラトニンの生理的な分泌は、体重に反比例しています。したがって、薬理学的な睡眠治療におけるメラトニンの投与量も、小児においては、成人より高用量を要すると考えられます。

　著者らの研究では、睡眠覚醒リズムがフリーランニングをしていたレット症候群に対しては、メラトニンは著効しました[4]。しかし、睡眠の維持が困難なタイプには、メラトニンの効果は不十分でした。近年、メラトニン受容体作動薬であるラメルテオン（商

品名:ロゼレム®)が医薬品として販売されており、メラトニンと同様の作用が期待されます[5]。

頑固な睡眠障害については、メラトニンと併用する形で、ベンゾジアゼピン系睡眠剤、抗ヒスタミン剤、トリクロホス、放水クロラール、チザニジンなどが有効なこともあります。

3. 睡眠中のその他の問題

まずは、睡眠覚醒の概日リズムを整えることが睡眠障害の治療の基本ですが、レット症候群の睡眠障害は、概日リズムの障害だけではありません。一般小児における睡眠の問題が18〜37%であるのに対し、オーストラリアの人口ベースのレット症候群における質問紙票を使った経時的な研究では、実に80%以上に睡眠の問題があったと報告されています[6]。この研究では、睡眠の問題のタイプは、頻度の多い順から、夜間の笑い58%、歯ぎしり55%、夜間に叫ぶ35%、夜間のてんかん発作26%と報告されています。また、昼間の過眠が77%に認められていました。睡眠中の無呼吸も36%に認められています。年齢による変化については、夜間の頻回覚醒は、0〜7歳では54%に認められていたものが、18歳以上では40%と減少していました。夜間のてんかん発作は頻度のピークは、13〜17歳でした。これらの睡眠の問題と遺伝子変異との関連を調べたところ、*MECP2*遺伝子に大きな欠失を認めるもの、R294X、R306Cでは最も睡眠の問題の頻度が高く認められていました。

これらの変異をもつレット症候群は重症度が高いとされ、レット症候群の重症度が高いと睡眠の問題も多いようです。このような、夜間の笑い、歯ぎしり、夜間の叫びに対する効果的な対応方法は明らかではありません。しかし、夜間のてんかん発作については、抗てんかん薬の効果があった場合には、睡眠についても改善したという報告もあります。近年、我が国でも新規抗てんかん薬が次々と使用できるようになっていますので、てんかんのコントロールの改善が期待されます。

　ポリグラフを使って調べたレット症候群の睡眠状態をみた研究では、頻回に夜間に覚醒していること、夜間の徐波睡眠（ノンレム睡眠）の割合が多いこと、レム睡眠の割合が少ないことがわかりました[7]。また、呼吸については、夜間の無呼吸が多く、眠っている時の酸素飽和度が低く、周期的な下肢の動きが多いことがわかりました。無呼吸や下肢の動きも睡眠をさまたげている要因と思われます。レット症候群の睡眠障害の要因をさぐる上で、ポリグラフは有用な検査です。ポリグラフが出来ない場合は、SpO_2モニターで、呼吸状態を観察するのもよいでしょう。

　夜間の頻回覚醒と、昼間の過眠は表裏一体です。レット症候群では、睡眠を作り出す脳の機能障害のために、夜間に良質な睡眠がとれないためにそれを補うために昼間、過眠しているとも考えられます。昼間の過眠に対するアプローチとして、昼間の活動レベルを高めて、夜間の眠りの質をあげることが大切です。

参考文献

1) Piazza, CC. et al.; Aberrant sleep patterns in children with the Rett syndrome. Brain Dev. 12: 488-93, 1990.
2) 宮本晶恵, 沖 潤一,「小児神経疾患にみられる睡眠覚醒リズム異常へのメラトニンの効果」, 三池輝久, 山寺博史（監）, メラトニン研究会（編）,『メラトニン研究の最近の進歩』, 星和書店, 93-105, 2004.
3) Holly, JA. et al.; Pharmacological treatment of sleep disturbance in developmental disabilities: a review of literature. Res Dev Disabil. 32: 939-62, 2011.
4) Miyamoto, A. et al.; Serum melatonin kinetics and long-term melatonin treatment for sleep disorder in Rett syndrome. Brain Dev. 21: 59-62, 1999.
5) 宮本晶恵ほか,「障害児における睡眠障害に対するramelteonによる治療」, 脳と発達, 45: 440-4, 2013.
6) Young, D. et al.; Sleep Problem in Rett syndrome. Brain Dev. 29: 609-16, 2007.
7) Carotenuto, M. et al.; Polysomnographic findings in Rett syndrome: a case-control study. Sleep Breath. 17: 93-8, 2013.

2-11 痛覚鈍麻と自傷行為

1. 痛覚鈍麻

　レット症候群で痛覚鈍麻が最初に報告されたのは、1995年、ろうそくの火に手を入れて笑っていたという患者です[1]。頻度は65%〜81%と報告され[2,3]、診断基準にも含まれています[4,5]。細かく分析したものでは、痛覚異常を有するのは全体の65%でしたが、そのうち83%が痛覚鈍麻で、9%は痛覚過敏、5%が痛覚鈍麻と過敏の両方を訴えていました。遺伝子異常の種類では、C末端の変異やR158XやR306Xといった軽症の変異で痛覚鈍麻を訴えることが多いようでした[3]。

2. 痛覚伝導路

　身体に傷害を生じるような刺激の知覚を侵害知覚と呼びます。これは痛みや43度以上の高温や-17度未満の低温といった温度、酸やカプサイシンといった化学物質に対して、皮膚にある自由神経終末が興奮して、それを脊髄に伝えることで始まります。こうした温度や痛みの感覚は、触覚や圧覚といった他

の感覚と同じように脊髄の後方に突き出た神経の束（脊髄後根）を通って脊髄に入ります。脊髄に入るとすぐに、脊髄後角と呼ばれる神経細胞が集まる部位で2番目の神経に興奮を伝えます。

2番目の神経は、信号を受け取った高さで、すぐに脊髄の反対側に交差して脊髄前方にある脊髄前索と呼ばれる神経の束からなる経路を通って、脳に信号を伝えます。脳では、視床で3番目の神経に信号を伝えます。

3番目の神経は、2種類に分かれ、侵害知覚が生じ

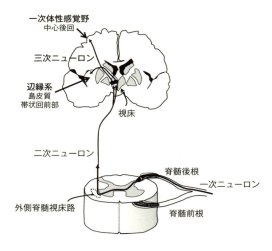

図1　痛覚伝導路

一次ニューロンを通ってきた痛覚を伝える信号は、脊髄の後方から脊髄に入ると、すぐに2番目の神経、二次ニューロンに信号を伝える。二次ニューロンは、すぐに脊髄の反対側に交差して外側脊髄視床路と呼ばれる神経の束の中を通って、脳まで入り、視床と呼ばれる神経細胞集団まで行くと、3番目の神経、三次ニューロンに信号を伝える。三次ニューロンは2種類あり、一方は、一次体性感覚野に信号を伝えて、痛みが身体のどこに生じ、強さがどのようなものだったかを伝える。もう一方は、帯状回前部や島皮質に信号を伝えて、痛み独特の不快感や恐怖・不安といった情動反応を引き起こす。

た場所や強さ、どういった種類のものだったのかということを伝える経路と不快感や恐怖・不安と言った情動反応を引き起こす経路の2種類があります。1種類目の情報は、視床の後外側腹側核（VPL核）、後内側腹側核（VPM核）という神経細胞の集団を通って、頭頂葉の一次体性感覚野に運ばれます。2種類目の情報は、侵害受容独特のもので、視床の後腹側核の内側にある正中核と呼ばれる神経細胞集団を通って、帯状回前部や島皮質といった別の脳の部位に運

ばれます。

3. 痛覚に対する修飾

　痛い、熱いといった侵害受容を感じると、すぐに逃避反射が起こり、それ以上身体が傷害されないようにします。また、痛みを感じると同時に恐怖や嫌悪感が生じて、それ以上痛い目に遭わないように注意するようにもなります。組織が傷害されると、そこにある細胞や集まってきた細胞がさまざまな物質を分泌して炎症が生じて痛くなり、治るまでの間は、それ以上その部分が傷つかないように注意します。このように痛みが生じると、ここに書いた以外にもさまざまな仕組みによって痛みは増幅して感じられ、身体を守る反応が生じます。痛みの増幅は、健康な自己防衛反応のひとつで、動物界で広く保存されている反応です。この増幅のメカニズムはさまざまですが、レット症候群やその他の知的障害を生じる疾患で障害されているメカニズムとして、脊髄レベルでのwind-upと長期増強の異常が指摘されています[6]。

　四肢に痛みを生じるような刺激（侵害刺激）が加わった時には、まず、すぐに鋭く刺すような痛みを感じます。これは第一の痛みです。ついで、じんわりと焼けつくような長引く痛みを感じます。これが第二の痛みです。この時間差は、痛みを脊髄まで伝える神経が2種類あり、信号を伝える速度に違いがあるために生じますが、第二の痛みがじんわりと長引くのは、wind-upにより生じるのではないかと考

えられています。

　wind-up（ねじまき時計のねじを巻く動作のこと）は、痛み刺激により興奮した1番目の神経細胞の興奮が、脊髄後角にある2番目の神経細胞に繰り返し入力された時に、この2番目の後角神経細胞の活動頻度が増加することです。wind-upは、2番目の神経のL型カルシウムチャンネルの活性化とNMDA型グルタミン酸受容体の興奮によって生じます。wind-upは、持続時間は短いものの、神経細胞の可塑性の基本的なメカニズムと考えられています[7]。

　長期増強（long term potentiation: LTP）とは、シナプスにおける興奮の伝達の効率が数日から数週、あるいは永続的に増強することです。長期増強は、学習や記憶に際して重要な役割を果たすと考えられています。興奮性の神経伝達では、グルタミン酸が主要な神経伝達物質で、シナプス後神経に発現しているグルタミン酸受容体はAMPA型受容体とNMDA型受容体の両方があります。通常の神経伝達は、AMPA型受容体を介して行われますが、AMPA型受容体を介してシナプス後神経が興奮している状態ではNMDA型受容体も抑制が外れて活性化されます。NMDA型受容体が活性化して、NMDA型受容体をCa2+イオンが細胞内に流入すると、それが引き金になって細胞内でさまざまな反応が起こり、最終的にそのシナプスに発現するAMPA型受容体が増加し、シナプス突起の形態も細いシナプスから太いシナプスに変化して、長期増強が起こる前よりも、わずかな信号でも強く反応するように変化します[8]。

4. レット症候群における痛覚鈍麻のメカニズム

　レット症候群のモデルマウスでは、長期増強が障害されていることが明らかになっています[9]。MECP2の標的遺伝子の一つである*BDNF*（brain derived neurotropic factor）は、神経細胞の生存や分化、シナプスの可塑性に重要な分子で、レット症候群のモデルマウスでは発現が低下しています。*BDNF*の発現を増強させるとレット症候群のモデルマウスの寿命が延び、神経学的異常も改善します[10]。BDNFは、末梢神経から脊髄、脳に至るまで、さまざまなレベルで、痛覚知覚・痛覚増強に重要な働きをしています[11]。レット症候群で痛覚鈍麻を呈するメカニズムの全貌は明らかになっていませんが、BDNFの機能低下が原因の一つと考えられています[6]。

5. 自傷行為

　自傷行為は、レット症候群の診断基準に含まれる症状ではありませんが、論文などでは痛覚と関連して記載されていることが多いため、ここで述べます。自傷行為とは、偶然ではなく自分の身体を傷つけたり障害を負わせたりするような行動をとるものの内、自殺企図を伴わないものです[12]。知的障害を有する人の場合、自傷行為は、頭を叩いたり、打ち付けたりすること、顔を叩くこと、手やその他の身体の部

分を噛むこと、古傷のカサブタをはがしたり、身体をつねったり引っかいたり、髪の毛を引っ張ったり目を突いたりといった、さまざまな行動を含みます[13]。こうした自傷行為の結果、けがをして出血や感染を起こしたり、骨折したり、時に恒久的な障害が残ることもあります。また、身体的な影響だけではなく、社会生活に適応できなくなったり、家族がストレスを感じたり、抑うつ症状を起こすこともあります。

6. 行動主義からのアプローチ[14]

　自傷行為は異常行動の一つであると考えて、行動主義的なアプローチをとる考え方があります。行動主義は心理学の一つで、人間の行動は、先行する条件や環境、行動、結果という3つの要素により決定されるという考えを基礎にしています。行動主義的心理学を臨床で応用する手法の中に、応用行動分析（applied behavior analysis: ABA）という方法があります。人が望ましい行動をした時には、好ましい結果を与え、好ましくない行動をとった時には、望まない結果を返すことで、不適切な行動を望ましい行動に変えることができるというものです。また、人が何か望ましくない行動をとった時に、何か周囲に変わったことがなかったかを冷静に突き止めることで、行動を元に戻すことができるという使い方もあります。ABAは、自閉症スペクトラム障害や注意欠陥・多動障害の行動の問題を改善する有力な手段となっています。

この方法を、自傷行為の診療に応用すると、自傷行為とは、患者が、外から受ける刺激や体内の変化に応じて、何がしかのメリットがあるために続けていることであると考えます。なぜ自傷行為がメリットに結びつくのかは、容易には理解できないのでいろいろなことを想定しなければならないのですが、知的障害の児童でよく認められるものは、人に関心を持ってもらえる、問題行動を起こすことで何か良いものをもらえる、嫌なことから気を紛らわすことができる、感覚遊び的な要素を含んでいるといったことがあります。

　それを突き止めるためには、自傷行為が出現する状況・条件、自傷行為で体のどこをどのように傷つけているのかをよく観察し、何かメリットがあり得るのかをよくよく検討します。思い当たることがあれば、自傷行為を持続させている原因となっていそうなものを除去することで確認します。

　先行因子に対する介入でよく用いられるものは、周囲の環境を楽しいものにするということで、お気に入りの音楽やぬいぐるみなどを使うというものも含まれるでしょう。また、急なスケジュール変更が苦手とする患者には、見通しを立てる手がかり（写真など）を与えるというのも一案です。次に、強化因子を強める方法として、好ましいことをした時には、望ましい結果（ごほうびなど）を与えるという方法があります。どうしても危険な問題行動の時には、嫌な刺激を与えるというものも方法論としては可能で、1970年代には試みられましたが、現在ではまれ

です。こうした行動主義を用いた方法は、レット症候群でも有効であるという報告もありますが[15]、数は多くはありません。それぞれの患者により違いが大きいので、個別に考えなくてはいけないでしょうし[16]、強化因子が容易にわかるもの以外は、多忙な臨床の現場ではなかなか応用しにくくなっていると考えられます。

8. 身体疾患の関与について

　先に挙げた先行因子の中で、体調不良が原因となることもあり、睡眠不足や便秘、生理、虫歯、中耳炎、股関節脱臼など、さまざまなものが原因となりえます。こうした不快感や痛みに対して、別の痛みを作り出すことで、気にならないようにするメカニズムを広汎性侵害抑制調節と呼びます。対処可能な医学的原因・身体的原因があるなら、それを治療することが最も良い治療となります。先に挙げた他に、気づきにくい問題として、胃食道逆流症があります。これは、さまざまな要素が重なって胃の内容物が食道内に逆流してくる現象で、上腹部から胸部の不快感や痛みを伴います。この胃食道逆流に対して、治療することで、全例ではありませんが自傷行為が改善することもあるということのため、試みる価値はあるでしょう。

9. 薬理学的なアプローチ

自傷行為は、レット症候群だけではなく、脆弱X症候群やその他の知的障害でも認めることがあります。自傷行為がなぜ起きるのかということを、こうした疾患の病態から推定することも試みられています。レット症候群や脆弱X症候群では、痛覚鈍麻を認めます[6]。この2つの疾患では、シナプスの長期増強が障害されています。

　他に自傷行為を生じることで有名な疾患は、ブラッハマン デ・ランゲ症候群（Brachman de Lange症候群）、5p-症候群、プラーダー ヴィリー症候群（Prader-Willi症候群）、レシュ・ナイハン（Lesch Nyhan症候群）などがあります。これらの疾患では、血清のセロトニンが低い、染色体の欠失部位にドーパミントランスポーター遺伝子を含む、選択的セロトニン取込み阻害剤が有効、核医学でドーパミン神経が減少していることが判明しているなど、カテコラミンと呼ばれる種類の神経伝達物質の異常を有しており、病態に関与していると考えられます。

　動物実験では、ドーパミン神経を薬剤で選択的に傷害したり、ドーパミン作動薬を投与したりすると自傷行為が生じ、セロトニンを投与すると攻撃性が減少するなど、関連していることが示唆されますが、人の臨床的知見からは、ドーパミン単独、あるいはセロトニン単独の異常で自傷行為に至った例は確認されていません。おそらく、こうした物質が複雑に絡み合っていると考えられています。

　神経伝達物質以外には、内因性オピオイドの異常がかかわっているという仮説があります。1つ目は、

痛みが生じると内因性オピオイドが脳から放出され、慢性的な痛み刺激に対して「中毒状態」になるというもので、2つ目は、自傷行為を行う患者ではエンドルフィンの濃度が上がり、痛覚鈍麻を生じているというものです。自傷行為のある人では、内因性オピオイドの前駆体であるプロオピオメラノコルチンの代謝に異常が生じているとも言われています。ただ、どちらの仮説にしても、自傷行為を行うような患者ではコミュニケーションが困難なことが多く、仮説が妥当であると示すことは容易ではありません。オピエートを使用するとドーパミン受容体の感受性増大が生じ、βエンドルフィンがシナプスでのドーパミン放出を抑制することを併せて考えると、自傷行為には、内因性オピオイドの異常と神経伝達物質の異常がかかわっていると考えられています。

　薬物治療では、第1選択として、十分に認められた薬はありません。臨床的には、リスペリドンやアリピプラゾールが用いられることが多いです。選択的セロトニン取込み阻害剤（SSRI）であるパロキセチンやフルボキサミンは、成人では有効と言われていますが、小児では改善しなかったと報告されています。リスペリドンとアリピプラゾールの投与量や注意点について、手の常同運動の章を参照ください。

9. 実践的な方法

　実践的には、保護者達が実際に対処している方法で、外出時にはお気に入りの道具（イヤホンつきの音

楽プレーヤー、携帯テレビやDVDプレーヤー）を持っていく、不機嫌時には、便秘や睡眠の不調など、その患者が普段から調子が悪くなりやすいものを知っておいて、その対処をするなどがあり、どうしても機嫌が悪い場合には医師の診察を受けて、体調不良の原因がないかを調べることも有効かもしれません（もちろん医師の診察を受けても原因がわからないこともあります）。薬についても、必要なときには助けを借りるとよいと思います。有効な場合には、完全に自傷行為が消えなくても、とても穏やかになることもあります。

参考文献

1) Hagberg B: Rett syndrome: clinical peculiarities and biological mysteries. *Acta Paediatr* 84: 971-6, 1995.
2) Coleman M, *et al.*: Rett syndrome: a survey of North American patients. *J Ment Defic Res* 32 (Pt 2): 117-24, 1988.
3) Downs J, *et al.*: Linking MECP2 and pain sensitivity: the example of Rett syndrome. *Am J Med Genet A* 152A: 1197-205, 2010.
4) Hagberg B, *et al.*: An update on clinically applicable diagnostic criteria in Rett syndrome. Comments to Rett Syndrome Clinical Criteria Consensus Panel Satellite to European Paediatric Neurology Society Meeting, Baden Baden, Germany, 11 September 2001. *Eur J Paediatr Neurol* 6: 293-7, 2002.
5) Neul JL, *et al.*: Rett syndrome: revised diagnostic criteria and nomenclature. *Ann Neurol* 68: 944-50, 2010.
6) Peebles KA, Price TJ: Self-injurious behaviour in intellectual disability syndromes: evidence for aberrant pain signalling as a contributing factor. *J Intellect Disabil Res* 56: 441-52, 2012.
7) Pain. In: Purves D, *et al.*, editors. Neuroscience. Philadelphia: Sinauer; 2012. p. 209-27.
8) Synaptic plasticity. In: Purves D, *et al.*, editors. Neuroscience. Philadelphia: Sinauer; 2012. p. 163-85.

9) Moretti P, et al.: Learning and memory and synaptic plasticity are impaired in a mouse model of Rett syndrome. *J Neurosci* 26: 319-27, 2006.
10) Chang Q, et al.: The disease progression of Mecp2 mutant mice is affected by the level of BDNF expression. *Neuron* 49: 341-8, 2006.
11) Nijs J, et al.: Brain-derived neurotrophic factor as a driving force behind neuroplasticity in neuropathic and central sensitization pain: a new therapeutic target? *Expert Opin Ther Targets*: 1-12, 2014.
12) Yates TM: The developmental psychopathology of self-injurious behavior: compensatory regulation in posttraumatic adaptation. *Clin Psychol Rev* 24: 35-74, 2004.
13) Furniss F, Biswas AB: Recent research on aetiology, development and phenomenology of self-injurious behaviour in people with intellectual disabilities: a systematic review and implications for treatment. *J Intellect Disabil Res* 56: 453-75, 2012.
14) Minshawi NF, et al.: Multidisciplinary Assessment and Treatment of Self-Injurious Behavior in Autism Spectrum Disorder and Intellectual Disability: Integration of Psychological and Biological Theory and Approach. *J Autism Dev Disord*, 2014.
15) Iwata BA, et al.: Operant studies of self-injurious hand biting in the Rett syndrome. *Am J Med Genet Suppl* 1: 157-66, 1986.
16) Oliver C, et al.: Self-injurious behavior in Rett syndrome: interactions between features of Rett syndrome and operant conditioning. *J Autism Dev Disord* 23: 91-109, 1993.

2-12 循環器の問題
―心機能と血管調節障害―

1. 心障害

　レット症候群の突然死の割合は全死亡の20〜25%程度で健常者の300倍のリスクがあると推定されます[1-5]。44例の剖検例記録では、心臓の重さは8歳までは正常で、その後正常範囲内で下がり、以後安定した増加を認め、20歳までにはプラトー相に達しています[6]。7〜27歳の6例の剖検例のうち5例では、心房・心室を境する中心線維体の明らかな乱れやMahaim束の未成熟な連結がみられ、さらに、房室間の血液導通系の未成熟も示唆されています[7]。

　32例のレット症候群における心エコー評価では、心臓の構造、形態、機能は正常であり、心筋症や弁疾患は確認されていません[8]。左心駆出率は健常児と変わらず、左室拡張早期流入に関する指標や右室収縮期圧の減少がみられています[4]。心房収縮波（A波）、急速流入波（E波）の波高とA波の波高の比率、E波の波高と拡張早期流入波（E'波）の波高の比率は正常範囲内でした[4]。

　また酸化ストレスの指標として知られるF2-isoprostanesは左室収縮機能障害との関連性が指摘さ

れています[4]。

2. 不整脈

　不整脈に関しては、2～22歳の34例のレット症候群のうち14例のQT延長、18例の非特異的T波の変化、7例の右室伝導遅延、2例の洞性頻脈[9]、2歳児のレット症候群での洞性除脈[10]がみられています。また、214例のレット症候群における10分間の12誘導EKG検査では、1例に2度房室ブロック、1例に死亡前に心室頻拍[11]、房室解離を有する6ヵ月女児における3度房室ブロック[12]などが認められています。QT延長に関しては、9～55%の頻度での報告があります[9, 13-16]。心磁図による再分極過程の評価では、JT部分のピーク、JT部分末期、QT末期、T波のピークとその間隔、QT間隔のばらつきがそれぞれ遅延しています[17]。QT延長症候群はイオンチャネルと呼ばれる心筋細胞における構造の欠陥に原因があり、大変危険な、速い心拍による心臓発作を引き起こす可能性があります。トルサド・ド・ポアン（TdP）と呼ばれる非常に速い心拍の重篤な不整脈にかかり、突然の意識障害（失神）や突然心臓死に至ることもあります。βブロッカーやインデラルRが有効です。ただしレット症候群におけるQT延長の原因は不明で、突然死との関連性を検討した研究はありません[18]。レット症候群であれば、基準となる心電図の記録を行い、2、3年ごとの検査が推奨されます。特に青年期になってか

らの心電図の検査を要します。異常が認められる場合には小児循環器科医に助言を求めるべきです。

またレット症候群では興奮、ストレス、動揺時だけでなく、休息や安息時にも適切に心拍と血圧の調節を行うことができません。

3. 自律神経機能障害

自律神経機能障害に伴う不整脈も検討されます。しかし心臓における自律神経障害は明らかにはされていません。レット症候群では呼吸の乱れと心拍の異常とともに、自律神経機能障害もみられます[19]。QT延長と自律神経機能障害は検討されますが、交感神経過緊張とQT延長における相関関係は明らかではありません[15]。息こらえや過呼吸のときに、迷走神経の機能不全のために換気血流の不均衡が起こります。23例のQT延長を有するレット症候群の女児において、血中の神経栄養因子が低下しています[20]。心拍変動を用いた自律神経機能検査において、レット症候群の児童では心拍変動の周波数成分の低下、年齢や重症度に伴う周波数成分の変動、LF/HF比の増加、言語能力維持型のレット症候群では交感神経の過緊張が見られています[15, 16]。またレット症候群女児では交感神経系を調節するレプチンの血中濃度の増加、血中レプチンとHF成分との逆相関やLF成分との正相関を示した報告[21]、血中セロトニンの低濃度や血中セロトニンとLF/HF比との正相関を示した報告[22]もあります。

セロトニンや神経栄養因子の障害が自律神経機能に影響した結果、不整脈を起こす可能性が示唆されています。

4. 血管調節障害

　末梢血管運動反射とは環境や外界からの刺激（寒冷・疼痛・緊張、入浴など）により、末梢血管が拡張・収縮する反応で、延髄にその中枢があります。頸動脈洞や大動脈弓壁にある圧受容体が伸展されると、延髄を介して反射的に交感神経の血管収縮神経の活動が低下し、血管が拡張する結果、血圧の低下や皮膚温の上昇をもたらします。レット症候群の患者では交感神経の反射異常のため、手足が冷たくかつ小

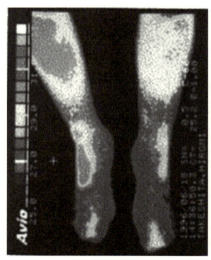 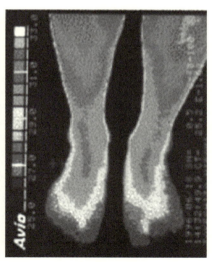

　　　　　レット症候群　　　　　　　　　　コントロール
　　　　図1　レット症候群およびコントロールの下肢のサーモグラフィー

さくなる傾向にあります（図1）。レット症候群における血管調節障害に関する研究はあまりみられませんが、The RTT Rare Disease Clinical Research Center（RDCRC）のデータでは、その内訳はレット症候群と診断された女児の2割程度です[23]。下半身末端への血液の循環不全のため、冷たく青赤い足や脚で、体全体より数度皮膚温が低いこともあります。分岐し、網目状で新生血管の特徴をもつ拡張した毛細血管の不整も観察されます[24]。したがって、手足を包んで保温する必要があります。疾患モデルマウスでは、ウコンに含まれる成分の一つであるクルクミンの抗酸化作用と一酸化窒素合成の誘導により、末梢循環障害を改善する可能性が示唆されています[25]。

　さらに腎血管性高血圧のために、腎動脈狭窄に対する手術を要したケースもあります[26]。以上から、レット症候群における中動脈以下のサイズの血管はより細く、硬く、神経調節による反応が鈍い可能性が示唆されます。水治療法や理学療法は、姿勢や運動、情緒の改善のみでなく、末梢循環の改善に対する効果も期待されています。

5. 治療上の留意点

　QT延長を誘発する主な薬剤を表1に示しています。抗不整脈薬Ⅰ群のキニジン、Ⅲ群のアミオダロン、ソタロール、向精神薬では三環系抗うつ薬のイミプラミン、抗生物質では抗ウイルス薬のエリスロマイシン、抗真菌薬のケトコナゾール、消化管運動促進

表2 二次性QT延長症候群の原因一覧[28]
文献28の表1を転載。

遺伝性QT延長症候群	Romano-Ward症候群（常染色体優性遺伝） Jervell and Lange-Nielsen症候群（常染色体劣性遺伝）：先天性聾を伴う
特発性QT延長症候群	
二次性QT延長症候群	
薬物誘発性	抗不整脈薬：I群薬（キニジン，プロカインアミド，ジソピラミドなど） 　　　　　　Ⅲ群薬（アミオダロン，ソタロール，ニフェカラントなど） 向精神薬：フェノチアジン系（クロルプロマジンなど），三環系抗うつ薬など 抗生物質，抗ウイルス薬：エリスロマイシン，アマンタジンなど 抗潰瘍薬：H_2受容体拮抗薬（シメチジンなど） 消化管運動促進薬：シサプリドなど 抗アレルギー薬：テルフェナジンなど 脂質異常症治療薬：プロブコールなど 有機リン中毒
電解質異常	低K血症，低Mg血症，低Ca血症
徐脈性不整脈	房室ブロック，洞不全症候群
各種心疾患	心筋梗塞，急性心筋炎，重症心不全，心筋症
中枢神経疾患	クモ膜下出血，頭部外傷，脳血栓症，脳外科手術
代謝異常	甲状腺機能低下症，糖尿病，神経性食欲不振症

薬のシサプリドはレット症候群においてQT延長を誘発するという報告があります[13]。これらの薬剤の使用は避けるべきです。一方で、レット症候群モデルマウスの心筋では、内向きNa電流の増加に伴う拡張期緩徐脱分極がQT延長を誘発していると推定されています[18]。その結果から、抗てんかん剤のうちNaチャネル遮断薬であるフェニトインは、レット症候群におけるQT延長に有効であると推定されます[18]。またL-カルニチンは心臓の自律神経機能を改善させるとの報告もあります[27]。

参考文献

1) Sekul, EA. *et al.*; Electrocardiographic findings in Rett syndrome: An explanation for sudden death? *J Pediatr*. 125: 80-2, 1994.

2) Julu, POO. *et al.*; Immaturity of medullary cardiorespiratory neurons leading to inappropriate automatic reactions as a likely cause of sudden death in Rett syndrome. *Arch Dis Child.* 77: 464-5, 1997.

3) Kerr, AM. *et al.*; Rett syndrome: analysis of deaths in the British survey. *Eur Child Adolesc Psychiatry.* 6: 71-4, 1997.

4) De Felice, C. *et al.*; Subclinical myocardial dysfunction in Rett syndrome. *Eur Heart J Cardiovasc Imaging.* 13: 339-45, 2012.

5) Acampa, M. and Guideri, F.; Cardiac disease and Rett syndrome. *Arch Dis Child.* 91: 440-3, 2006.

6) Armstrong, DD. *et al.*; Organ growth in Rett syndrome: a postmortem examination analysis. *Pediatr Neurol.* 20: 125-9, 1999.

7) Kearney, D. *et al.*; The conduction system in Rett syndrome. *Eur Child Adolesc Psychiatry.* 6: 78-9, 1997.

8) Guideri, F. *et al.*; Echocardiographic evaluation in Rett children with cardiac dysautonomia. *J Pediatr Neurol.* 2: 143-6, 2004.

9) Sekul, EA. *et al.*; Electrocardiographic findings in Rett syndrome: an explanation for sudden death? *J Pediatr.* 125: 80-2, 1994.

10) Madan, N. *et al.*; Severe sinus bradycardia in a patient with Rett syndrome: a new cause for a pause? *Pediatr Cardiol.* 25: 53-5, 2004.

11) Guideri, F. and Acampa, M.; Sudden death and cardiac arrhythmias in Rett syndrome. *Pediatr Cardiol.* 26: 111, 2005.

12) Panossian, SI. and Duro, EA.; Taquiarritmia como primera manifestacion en un sindrome de Rett classico [Tachyarrhythmia as the first manifestation in a classic Rett sindrome]. *Rev Neurol.* 39: 299-300, 2004.

13) Ellaway, CJ. *et al.*; Prolonged QT interval in Rett syndrome. *Arch Dis Child.* 80: 470-2, 1999.

14) Johnsrude, C. *et al.*; Prolonged QT intervals and diminished heart rate variability in patients with Rett syndrome [abstract]. *Pacing Clin Electophysiol* 18889, 1995.

15) Guideri, F. *et al.*; Progressive cardiac dysautonomia observed in patients affected by classic Rett syndrome and not in the preserved speech variant. *J Child Neurol.* 16: 370-3, 2001.

16) Guideri, F. *et al.*; Reduced heart rate variability in patients affected with Rett syndrome. A possible explanation for sudden

death. *Neuropediatrics.* 30: 146-8, 1999.
17) Brisinda, D. *et al.*; Magnetocardiographic imaging of ventricular repolarization in RS. *Lecture Notes in Computer Science.* 3504: 205-15, 2005.
18) McCauley, MD. *et al.*; Pathogenesis of Lethal Cardiac Arrhythmias in Mecp2 Mutant Mice: Implication for Therapy in Rett Syndrome. *Sci Transl Med.* 3: 113-25, 2011.
19) Rohdin, M. *et al.*; Disturbances in cardiorespiratory function during day and night in Rett syndrome. *Pediatr Neurol.* 37: 338-44, 2007.
20) Guideri, F. et al.; Nerve growth factor plasma levels and ventricular repolarization in Rett syndrome. *Pediatr Cardiol.* 25: 394-6, 2004.
21) Acampa, M. *et al.*; Sympathetic overactivity and plasma leptin levels in Rett syndrome. *Neurosci Lett* 432: 69-72, 2008.
22) Guideri, F. *et al.*; Cardiac dysautonomia and serotonin plasma levels in Rett syndrome. *Neuropediatrics.* 35: 36-8, 2004.
23) Percy, AK. *et al.*; Rett syndrome diagnostic criteria: Lessons from the Natural History Study. *Ann Neurol.* 68: 951-5, 2010.
24) Bianciardi, G. *et al.*; Microvascular abnormalities in Rett syndrome. *Clin Hemorheol Microcirc.* 54: 109-13, 2013.
25) Panighini, A. *et al.*; Vascular Dysfunction in a Mouse Model of Rett Syndrome and Effects of Curcumin Treatment. *PLoS ONE.* 21; 8(5): e64863, 2013.
26) Uhari, M. and Rantala, H.; Renovascular hypertension in a child with Rett's syndrome. *Acta Paediatr Scand.* 76: 372-4, 1987
27) Guideri, F. *et al.*; Effects of acetyl-L-carnitine on cardiac dysautonomia in Rett syndrome: prevention of sudden death? *Pediatr Cardiol.* 26: 574-7, 2005.
28) 「QT延長症候群（先天性・二次性）とBrugada症候群の診療に関するガイドライン（2012年改訂版）」2015年2月16日、日本循環器学会HP閲覧。最新情報はhttp://www.j-circ.or.jp/guideline/ をご確認下さい。

2-13 呼吸障害

1. レット症候群にみられる呼吸異常

息こらえ、交互する過呼吸と無呼吸、深い努力呼吸、異常に速くて浅い呼吸などがみられ、これらの症状はレット症候群の臨床診断にあたっての基準の一つになっています。息こらえや無呼吸に伴い、それらの時間経過とともに心拍数や血圧が変動します。レット症候群にみられる呼吸異常のタイプや頻度、重症度には個人差があり、また年齢による違いがみられることが知られています。無呼吸は幼児および10歳くらいまでの幼少期に、バルサルバ型の呼吸*注1は18歳以降に多いと報告されています[1]。

2. 睡眠覚醒と呼吸異常との関係

レット症候群にみられる息こらえなどの呼吸の異常はおもに覚醒時に発生し、睡眠時には顕著な呼吸の異常はみられません。しかしながら、インダクタンスプレチスモグラフィ*注2を用いて24時間以上、連続的に呼吸を測定し分析した報告によれば、睡眠時においても軽度ではあるものの無呼吸が確認され、

注1) バルサルバ型の呼吸 ── 声門が上気道を遮断したのちに強く息を吐き出そうとする呼吸様式。この呼吸により肺と胸腔の内圧が上昇する。続いて胸腔内圧の上昇に伴い静脈血の心還流量が減少し、それにより心臓迷走神経の緊張度や圧受容器の感受性が大きく変化する。心拍数の増加や腹筋をはじめとする筋の緊張がみられ、血圧も大きく変化する。レット症候群患者の半数以上でバルサルバ型の呼吸がみられたとの報告がある[1]。

注2) インダクタンスプレチスモグラフィ ── 患者の胸部および腹部にコイルを内蔵した弾性の測定用バンドを装着することで、呼吸に伴うコイルのインダクタンス変化から、胸部および腹部の周囲径変化を計算して呼吸波形を計測する。%肺活量、胸腹部の運動や位相変化などを長時間にわたり計測できる。睡眠時の呼吸監視装置として広く活用されている。

健常者と比較すると呼吸リズムは不規則で、覚醒時と同様に呼吸数、呼気流量および心拍数とも高い値を示したという報告があります[2,3]。これらの異常は中枢性であり、呼吸リズムを調節している中枢の発達が不十分であることが主な原因と考えられています[4]。

3. 浅い呼吸および過呼吸

ほとんどの症例で呼吸は浅めですが、速くて深い過呼吸がみられることもあります[5]。過呼吸の際には手の動きが増え瞳孔が拡がるなどの変化がみられることがあり、体が揺れたり筋が緊張することもあります[5]。夜間に浅い呼吸が続く場合には正常な睡眠が確保できないことがあるほか、風邪や肺炎を起こしやすい要因にもなります。

4. 息こらえと無呼吸

息こらえは空気を吸い込んで息を止めた状態であり、息こらえの時間が長い場合には、血中の酸素飽和度の低下がみられます。息こらえは日中の覚醒時にみられることが多く、心理的あるいは肉体的なストレス負荷がかかった場合にはさらに発生頻度が高まります（図1）[6]。ほとんどの症例では平常時の動脈血酸素飽和度は健常者と変わりがありません（97％以上）、息こらえの際には50％以下に低下することがあり、チアノーゼや極端な場合には意識の消失を認

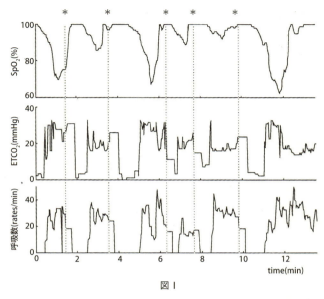

図 1

カプノメータとパルスオキシメータを備えた呼吸モニタによる，レット症候群女児（7歳）の歯科診療時（仰臥位）の計測データ（文献6より転載）

約13分の計測時間内で，5回の無呼吸（31秒〜89秒）が認められ，呼吸の再開時には頻呼吸がみられた。無呼吸の始まりから約1分後に動脈血酸素飽和度（SpO_2）が低下し始め，この計測でのSpO_2の最低値は63％であった。その際，口唇に軽度のチアノーゼを認めた。呼吸が浅いため呼気終末炭酸ガス濃度（$ETCO_2$）は呼吸再開時であっても低値を示している。＊は視診で確認した無呼吸の始まりを示す。

めることがあります。息こらえによる血中酸素飽和度の低下が顕著で、かつ頻度も高い症例では、ポータブルあるいは在宅用酸素吸入器を使用する場合がありますが、息こらえの後には正常な呼吸がみられることから、日常的な軽度の息こらえに対してはとくに治療的なアプローチは必要ありません。

5. 酸素投与の基準ならびに気道陽圧装置の使用

　しばしば息こらえを認めるレット症候群患者でも、生命に危険が及ぶほど酸素量が不足することはまずありません。しかし、慢性的に酸素が欠乏しており、かつ1時間に15回以上血中酸素飽和度が低下するようなときには酸素投与が有効とされています[5]。睡眠中であってもしばしば無呼吸がみられる症例については、2相性の気道陽圧装置（BiPAP）が効果を発揮することが述べられています[5]。BiPAPは非侵襲的なマスクタイプの換気装置で、睡眠時であっても中枢性の無呼吸が頻繁に起きる症例に対しては、良質な睡眠を得てQOLを改善するうえで有効であることが報告されています[5]。

6. 閉塞性の呼吸障害との鑑別

　レット症候群児が睡眠中に明らかな呼吸障害を起こす場合には、気道に何らかの障害物があって換気が妨げられている可能性についても検討する必要があります。そのほとんどは口蓋扁桃の肥大またはアデノイドの増殖による気道の閉塞によるものです。口呼吸やいびきが顕著であったり、しばしば耳の感染症を起こす場合には、耳鼻科領域の異常を疑う必要があります[7]。

参考文献

1) Julu, PO. *et al.*; Characterisation of breathing and associated central autonomic dysfunction in the Rett disorder. *Arch Dis Child.* 85: 29-37, 2001.
2) Weese-Mayer, DE. *et al.*; Autonomic nervous system dysregulation: breathing and heart rate perturbation during wakefulness in young girls with Rett syndrome. *Pediatr Res.* 60: 443-9, 2006.
3) Weese-Mayer, DE. *et al.*; Autonomic dysregulation in young girls with Rett Syndrome during nighttime in-home recordings. *Pediatr Pulmonol.* 43: 1045-60, 2008.
4) Katz, DM. *et al.*; Breathing disorders in Rett syndrome: progressive neurochemical dysfunction in the respiratory network after birth. *Respir Physiol Neurobiol.* 168: 101-8, 2009.
5) キャシー・ハンター（著），日本レット症候群協会（訳），『レット症候群ハンドブックⅡ』，「第3章　よく起こる問題　行動」，日本レット症候群協会翻訳事務局，225-30，2013.
6) 及川　透ほか，「有病者の外来歯科診療におけるカプノメーターの有用性の検討」，小児歯科学雑誌，32: 733-42，1994.
7) 坂田英明，「特集　乳幼児健診Q＆A，Ⅹ．眼科・耳鼻科　Q息をすると鼻やのどで音がして苦しそうです」，小児科診療，75: 2118-24，2012.

2-14 嚥下障害

I. レット症候群の嚥下障害

　レット症候群では、多くの例が摂食嚥下障害を呈するとされています[1-9]。しかしながら、レット症候群特有の症状である、進行性の退行に伴う摂食嚥下障害に関する報告は少なく、その実態はいまだ十分に明らかではありません。鈴木[9]によれば、典型的な経過を示すレット症候群の場合、呼吸や摂食嚥下機能といった生命保持機能に関しては、障害を受けないか、あるいは受けても軽度な場合がほとんどです。その一方で非典型例には、発症時期が早期な重症型と、発症時期が遅く運動障害が軽い軽症型があり、重症型の多くは寝たきりの状態で摂食嚥下機能にも障害が及びます。嚥下障害が加齢とともに低下し、経管栄養の併用や全面経管栄養を余儀なくされた年長例がある一方で、小児期に急速な呼吸、摂食嚥下機能障害が進行して、誤嚥と呼吸器感染を繰り返し経管栄養に移行した例もあり、その症状は個々によってさまざまです。

　Buddenら[10]は、13ヵ月から43歳までの60名のレット症候群患者の経過を10年間追い、41％に口腔

運動障害、20％に口腔咽頭障害、15％に胃食道逆流が認められたと報告しています。さらに9名は胃瘻であり、その原因は5名が胃食道逆流、2名が嚥下障害、2名が体重減少を伴う重度の栄養障害でした。Mortonら[11]は、2〜33歳までの28名のレット症候群患者について呼吸と嚥下機能の検査を行い、重症な場合、液体が咽頭にある時に無呼吸が起こることを報告しており、介助者の食事をさせる時間と関係があると推察しています。

　Motilら[12]は、3〜27歳までのレット症候群患者13名に対して摂食嚥下機能の評価、検査を行い、すべての患者に問題があったことを報告しています。摂食機能の評価では、食事時間の延長92％、自食不可能92％、口唇閉鎖不全62％、咀嚼機能不全69％、舌運動不全69％、嚥下反射の遅延による口腔内移送の遅れ31％、液体によるむせ31％、固形食によるむせ23％が認められました。また、嚥下造影検査が行われ、すべての患者で年齢とは関係なく嚥下機能の異常が認められました。咀嚼を必要とするクッキーよりも、むしろ、液体やプリンなど、流れの速い食品で摂食嚥下障害の症状が引き起こされていました。特に、口腔準備期における食塊形成不全、口腔移送期における舌口蓋閉鎖不全、咽頭移送期における舌根部への早期流入の所見は100％に出現していました。液体やプリンでは誤嚥が認められましたが、クッキーで誤嚥した者はおらず、全体的な傾向として、流れの早い食品を摂取することへの注意が必要のようです。Motilらは、これらの原因として、筋緊張亢

進または低緊張が、嚥下時の喉頭蓋谷への貯留や喉頭侵入に有意に関係していると考察しています。

このように、レット症候群患者では嚥下障害が必発と考えられますが、その症状は軽度から重度までさまざまのようです。

2. レット症候群の特性と摂食嚥下機能

経口摂取している4〜63歳までのレット症候群患者38名を対象とした、著者らの調査結果を紹介します。対象者の身長と体重を成長曲線に当てはめてみたところ、ほぼ全員が正常範囲内より低値を示しています（図1）。レット症候群の特性と加齢の関係を検討した中で、18歳をカットポイントとしてBMIを比較したところ、18歳以下ではBMIが有意に低値を示しました（p=0.001）。しかし他の項目では年齢との関連を示す因子はみられませんでした。

歩行が可能であるなど粗大運動能が高いと、摂取食形態が常食に近く（p=0.036）、咀嚼などの口腔機能も保たれていました（p=0.05）。また、呑気がある者は摂取食形態が低く（p=0.047）、口腔機能も低い傾向にありました（p=0.008）。レット症候群は進行性の神経疾患であることから、加齢とともにさまざまな機能低下が起こる可能性があると考えられます。しかし、本調査では加齢が摂食嚥下機能に影響を及ぼしているとは言えませんでした。経口摂取可能なレット症候患者においては、加齢の影響よりも、歩行など粗大運動能の低下と呑気の出現が摂食嚥下機能障

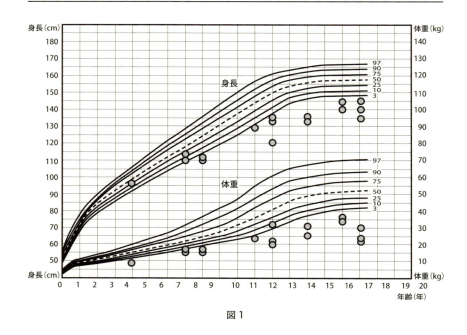

図1

害発現の指標になると考えられましたが、現実には、経管栄養となっている中年期以降のレット症候群患者も少なからずみられます。このことから、レット症候群全体の嚥下障害と加齢の影響について検討するためには、経管栄養摂取者を含めた調査が必要です。

3. 摂食嚥下リハビリテーションの実例

次に、著者らが経験したレット症候群患者について紹介します。著者らは現在、10名のレット症候群患者（初診時年齢2～46歳）に対して継続した摂食嚥下リハビリテーションを行っています。咀嚼が可能な者は2名であり、5名は押しつぶし機能または嚥下機能までの獲得段階、3名は経管栄養で一部経口摂取可能でした。これらの患者に対しバンゲード法[注]を中心とした間接訓練と食形態の調整、介助法の調整を行い、機能の獲得（改善）が2名に、低下が2名にみられています。その中で、誤嚥を呈した2名について摂食嚥下リハビリテーションの経過を呈示します。

注）バンゲード法とはデンマークのバンゲード小児病院で歯科医師（ドクタールセール）と理学療法士のチームにより開発された筋刺激訓練法であり、1977年に元昭和大学の金子芳洋先生が日本に紹介したもの。

|症例1|
●初診時とリハビリ開始時の状況
初診時年齢：15歳

全身状態：
- レット症候群以外に特記すべき合併疾患なし
- 粗大運動能は介助座位、軽度の側彎あり
- 手もみの常同運動時々あり
- 中等度の知的障害、発語・発声なし

現症：
- 半年前に肺炎を2回起こして入院した。その際、誤嚥性の疑いを指摘された。
- 食事は全介助。
- 学校給食では食べる量にむらがあり、食事中の

むせが多いことから、担任は食事介助に不安を持っていた。一方母親は、食べ物を口に入れれば飲み込めているので、特に問題を感じていなかった。
・体重が半年前より3キロ減少している。

主訴：肺炎の原因を知りたいので、嚥下機能の精査をしてほしい。

● 摂食機能評価

初回評価：学校に訪問し、給食場面の観察評価を行いました。食事中も手もみの常同運動が時々出現していました。捕食時から嚥下時までの口唇閉鎖は良好でした。顎運動は単純上下運動で、舌運動は前後運動が主であり、弱い上下運動も認められました。うすいトロミの水分を摂取する際に、むせが認められました。以上より、口腔機能の獲得段階は「捕食・嚥下機能獲得期」と診断しました。

精密検査：外来にて嚥下造影検査（以下、VF検査[注]）を実施しました。姿勢は、普段の姿勢と同じく車椅子座位90度とし、検査食は、家庭で食べている中期食～後期食程度（一部刻み食含む）の物性の食品と、学校給食の食形態である初期食（ペースト食）としました。また水分はトロミの無いサラサラの液体でした。検査の結果、固形食摂取時には一口量が多く、いずれの物性の食品においても口腔前方

注）嚥下造影検査（VF：videofluoroscopic evaluation）

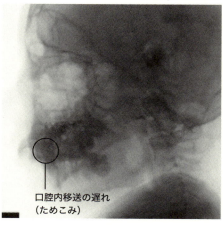

口腔内移送の遅れ（ためこみ）

図2

部に貯留し、口腔内移送の遅れ（ためこみ）が認められました（図2）。食形態がペーストで一口量を少なくすると口腔内移送の遅れは改善しました。またトロミ無し水分では、不顕性に喉頭侵入および誤嚥が認められました。以上より、「嚥下機能不全」と診断しました。トロミ調整を行い、はちみつ状のトロミ摂取にて喉頭侵入／誤嚥なく嚥下が可能であることを確認しました。なお、検査中のSpO_2は96～98％を維持していました。

●目標および治療計画

短期目標：安全な経口摂取の継続
長期目標：誤嚥性肺炎を防止し栄養状態を維持する
治療計画：

間接訓練

- 舌による押しつぶしの動きを促進するために、舌訓練を一日一回行う

直接訓練

- さじ部が中程度の大きさのスプーンに変更する
- 食形態は刻み食を中止し、押しつぶし食までとする
- 一口量をスプーンの半分程度に減らす
- 水分には、はちみつ状のトロミをつける

経過・訓練：

母親は、VF検査を行うまでは、患児の肺炎の原因に誤嚥があるとは思ってもいませんでしたが、検査により不顕性誤嚥を確認したことから食事に対して慎重になりました。それ以降、食形態や介助方法を改善したことで熱発や肺炎を起こすことなく経過し

てきています。

症例2
●初診時とリハビリ開始時の状況
初診時年齢：17歳
全身状態：
- ・精神発達遅滞、レット症候群疑い
- ・粗大運動能は介助歩行、中等度の側彎あり
- ・手もみ、手を口の奥まで入れる常同運動が頻繁にあり
- ・重度の知的障害、意味のない発語・発声あり

現症：
- ・高校2年生まで自分で食事をしていたが、立て続けに肺炎を繰り返し起こすようになった
- ・入院先の病院で誤嚥の疑いを指摘され、食形態がミキサー食（細かい刻み食）に変更された
- ・食欲は旺盛であるが、たびたびむせることもあった

主訴：入院前のように常食を食べさせたい

●摂食機能評価
　初回評価：両親とともに来院しました。肺炎で入院する前は常食を自食していたことから、両親は現状を受け入れることが困難であり、再び以前のように食べられるはずだという気持ちが強くみられました。外部観察評価では、固形食に対しては弱い咀嚼運動が認められ、嚥下反射の惹起も十分でしたが、嚥下時舌突出（逆嚥下）が認められました。数口摂取すると徐々にむせる様子が認められました。食事中、無

呼吸（息こらえ）をたびたび起こしていました。自食すると一口量が多く、次々と口に詰め込む様子が観察されました。声掛けなどのペーシングは効果がみられませんでした。以上より、口腔機能獲得段階は「押しつぶし機能獲得期」と診断しました。なお、検査中のSpO_2は97％がベースラインでしたが、むせや無呼吸時には92％まで低下しました。

精密検査：嚥下機能の精査のため、VF検査を実施しました。姿勢は、普段の姿勢と同じく車椅子座位90度とし、検査食は、家庭で食べている食品と、既定の検査食（トロミ、ゼリー、寒天）を用いました。食具は、家庭で使っているスプーン（カレー用）と、介助用スプーン（さじ部がやや小さめ）を用いました。

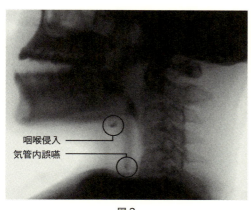

図3

検査結果としては、固形食の常食摂取時には弱い咀嚼運動が認められ嚥下反射の惹起遅延もなく嚥下が可能であるものの、嚥下中、喉頭蓋谷に残留した食塊が無症候性に嚥下後誤嚥する様子が観察されました。物性や一口量を変えても嚥下後誤嚥が認められました（図3）。水分についても、トロミの有無にかかわらず嚥下後誤嚥を起こしていました。誤嚥が認められたことから、摂食嚥下機能は「嚥下機能不全」と診断しました。

姿勢代償を試み、上体30度頸部適前屈位において、

ゼリー食3グラムであれば誤嚥なく嚥下が可能であることを確認しました。

●**目標および治療計画**

短期目標：患者の摂食嚥下機能低下と、それに合わせた食形態・食環境調整の必要性を養育者が理解し実行できるよう支援する

長期目標：誤嚥性肺炎を防止し栄養状態を維持する

治療計画：

　間接訓練
　　・嚥下機能の低下を抑制することを目的に、舌訓練を一日一回行う

　直接訓練
　　・食事姿勢は上体30度後継、頸部適前屈位とする
　　・さじ部が小さいスプーンに変更する
　　・食形態は常食を中止し、ペースト食か、ゼリーやムースなど押しつぶし食までとする
　　・一口量を3グラム程度にする
　　・水分はゼリー状にして摂取させる
　　・逆嚥下抑制のため、口唇・顎介助を行う

経過・訓練：

　診療を開始してしばらくは、両親ともに患者の急激な摂食嚥下機能低下の現実を受け止められない様子でしたが、食事介助時の頻繁なむせや、舌突出により介助が困難になってきたことから、状況を徐々に受け入れるようになりました。現在、食形態や食事介助、食事姿勢の調整を行い、体重を維持し熱発することもなく経過していますが、誤嚥は必発と考えられ、近い将来胃瘻を造設することも検討されて

います。

　嚥下障害に対する有効なリハビリテーションについて、レット症候群患者に特有のものは現在のところ見当たりません。神経学的疾患のある子どもに対する摂食嚥下リハビリテーションの手法を基本とすることが有効であり重要なことですが、退行性疾患であることを忘れてはなりません。レット症候群の特性である呼吸症状や筋緊張、側彎などの症状が摂食嚥下機能へ及ぼす影響を考慮し、栄養状態を管理しながら、個々の症例に応じたプログラムの立案、実行が必要となるでしょう。

参考文献

1) Weir, K. *et al.*; Oropharyngeal aspiration and pneumonia in children. *Pediatr Pulmonol.* 42(11): 1024-31, 2007.
2) Kwok, SC. *et al.*; Wheezy swallow: poorly responsive 'asthma'. *J Paediatr Child Health.* 44(1-2): 74-7, 2008.
3) 鈴木文晴ほか,「レット症候群 理解と援助」, 厚生労働省障害保健福祉総合研究事業, 2005.
4) Cobb, S. *et al.*; Reversibility of function deficits in exoerimental models of Rett syndrome. *Biochem Soc Trans.* 38(2): 498-506, 2010.
5) Hanks, SB.; The role of therapy in Rett syndrome. *Am J Med Genet Suppl.* 1: 247-52, 1986.
6) Halbach, NS. *et al.*; Aging in People With Specific Genetic Syndromes: Rett Syndrome. *Am J Med Genet A.*; 146A (15): 1925-32, 2008. doi: 10.1002/ajmg.a.32361.
7) Oddy, WH. *et al.*; Feeding Experiences and Growth Status in Rett Syndrome Population. *J Pediatr Gastoenterol Nutr.* 45(5): 582-90, 2007.
8) Thommessen, M. et al.; Growth and nutrition in 10 girls with Rettsyndrome. *Acta Paediatr.* 81(9): 686-90, 1992.

9) 鈴木文晴（著），「レット症候群のライフサイクルに応じた健康管理」，大野耕策（編），『知的障碍者の健康管理マニュアル』，診断と治療社，97-102，2007.
10) Budden, SS.; Management of Rett syndrome: a ten year experience. *Neuropediatrics.* 26(2): 75-7, 1995.
11) Morton, RE. *et al.*; Respiration patterns during feeding in Rett Syndrome. *Dev Med Child Neurol Sep.* 39(9): 607-13, 1997.
12) Motil, KJ. *et al.*; Oropharyngeal Dysfunction and Gastroesophageal Dysmotility Are Present in Girls and Women with Rett Syndrome. *J Pediatr Gastroenterol Nutr.* 29: 31-7, 1999.

②-15 便秘・消化管運動異常

1. レット症候群の消化管機能障害

　レット症候群では消化管の解剖学的な異常、消化管の筋肉や神経系の異常は確認されていませんが[1]、レット症候群における消化管機能や栄養の問題に関しては、摂食障害（44%）、消化管蠕動運動障害（92%）、食道では異常な波状運動パターン、食物排出の遅延、緩み、胃食道逆流（32%）、胃では胃蠕動運動の低下と弛緩、咀嚼や嚥下の困難（81%）、便秘（75%）、体重不足もしくは肥満（47%）が高頻度にみられています[2)-4)]。他に空気嚥下がみられ、腹部の膨らみ（50%）や張りを起こすことがあります。微量元素については、24%に鉄欠乏、44%に低カルシウム血症が見られます[4]。一方で腸管でのカルシウムやビタミンDの吸収状況は正常です[5]。

2. 便秘の原因と対処法

　便秘の原因として、身体運動をしないこと、筋緊張が低いこと、不適切な水分摂取、薬物の影響（特に抗てんかん薬）、側彎、排泄に伴う痛みと不快感など

が挙げられます[6]。便秘への具体的な対処法としては、水分摂取を増やすこと、食物繊維の摂取量の多い食事療法に改良すること、一日中食物繊維を与えること、西洋ナシ・プルーン・アンズ・カボチャ・ドライフルーツ・乾燥えんどう豆・大豆・種実類・ナッツ・ポップコーンなどの下剤効果のある食品を与えること、リンゴジュース・ご飯・にんじんなどの便秘を促進する食事を制限すること、未加工のぬかを与えること（1回大さじ1杯）を推奨しています[6]。着座可能な児では、一日一回特定の時間にトイレに座らせることも便秘の改善に役立っています[6]。繊維補給物質としてメチルセルロース、サイリウム[注1]、高繊維シリアルが挙げられます[6]。

慢性的な状況ならば、浣腸剤が勧められています（ただし日常的な使用は好ましくありません）。ミララックスやマグネシアミルク[注2]のようなポリエチレン・グリコール電解質溶液（PEG-ES）が便秘の治療薬として推薦されています。緩下剤であるラクツロースやミネラルオイルを使用する場合もありますが、有効性が明らかではなく、腹部膨満を増悪させる可能性もあります[6]。便詰まりの場合には、摘便、チューブを用いた潅注、経鼻管を通した便の排出、結腸洗浄、用手的な便除去が検討されます[6]。人工肛門は腸内内容物を適度に流し、便の不通による併発症の軽減に有用ですが、QOLの改善を認めにくいケースもあるため、よく吟味したうえで対応すべきです。

注1) オオバコ種子の皮殻から精製した天然食物繊維。

注2) 食事に混ぜて使用（服用）する。日本ではあまり普及していない。

3. 空気嚥下への対処法

レット症候群では一般的に、息こらえや頻呼吸のために空気嚥下がよくみられます。空気嚥下に関連した症状として、頻繁のゲップ、多量のおなら、おなかの膨らみ、睡眠中をふくめて常時見られる音の聞こえる飲み込み、飲食中の空気嚥下や流涎過多に伴う飲み込みの障害が挙げられます[7, 8]。げっぷやおならがうまく出せないために、胃破裂、胃壊死、腸管破裂至ったケースもあります[9-12]。空気嚥下への対処法としては、食事中の場合、食事の時間を短くすることやストレス、不快な思いを最小限にすることが挙げられます[6]。腸管ガスの軽減に対しては、シメチジン入りのマーロックス®、活性炭、ビーノ[注3]は有効です[6]。また、炭酸飲料、豆類、トウモロコシ、ブロッコリーなどの大腸内でのガスの発生を増加させる食物は腸管内のガスと水分を増加させるため、腹部膨張のリスクとなります[6]。これらの対処で改善が乏しい場合にはNGチューブ、Jチューブ、GJチューブの装着や胃瘻の造設を推奨します。レット症候群では経腸栄養は20％で、年齢が上がるほど増加します[2, 13]。胃瘻のある場合には、繊維補給物質が管を閉塞する可能性があるので注意が必要です。

　誤嚥については、嚥下造影検査によって肺への誤嚥が確認される場合には特にGボタン（gastrostomy button）を検討します。

注3）米国で市販のもの。
α-ガラクトシダーゼ（酵素）、セリュロースジェル、マニトール、ポテトスターチ、ステアリン酸マグネシウム、コロイダルシリカ、ゼラチン含有の食物由来のサプリメントを食前に服用する。

4. 胃食道逆流の原因と対処法

　食後、横になることやかがむこと、サイズの合わない服での腹部の圧迫、排便のためのいきみ、不適切な食事、食直後の理学療法などの運動などで胃食道逆流を悪化させることがあります[1]。柑橘系果物やジュースグレープフルーツとオレンジ、カフェインを含むソフトドリンク、パイナップル、トマトは炎症を起こした食道下部を刺激する不適切な食事として挙げられます[6]。香辛料や酸味のあるもの、油っぽいもの、コーヒー、紅茶、コーラ、アルコール、ペパーミント、チョコレートの摂取を控えることも推奨されます[6]。胃食道逆流の検出には上部消化管造影撮影、pHセンサーが有用です。時に内視鏡検査、胃内容排出検査が検討されます。食道端部の筋肉の機能不全を調べるマノメトリーテスト（検圧法）はレット症候群では実用的ではありません[6]。一般的に胃食道逆流では食品の粘度調整のために半固形化栄養剤や増粘剤、ゲル化剤（REF-P1など）を用います。胃食道逆流症に対する噴門形成術は、胸焼けや断続的な嘔吐の場合の予防効果を期待できます。

　低脂肪、高タンパク、低脂肪炭水化物、カルシウムは食道下部の筋肉の弁を強化し、酸の逆流を防ぐのに有用です。マーロックス®やマイランタ[注4]などの制酸剤も有効です。また、ラニチジン、ファモチジンなどの胃酸分泌抑制剤も効果的です。さらにより重篤な場合には、ランソプラゾールやオメプラー

注4）米国で市販のもの。制酸薬で胃の中の酸を中和する薬です。

ルも使用されます。食道や胃の運動性を促進する薬剤であるプロパルシドはQT延長症候群を引き起こす可能性があるため、投与を避けるべきです。

　ほかにL－カルニチンで体重の増加、便秘の改善という報告もあります[14,15]。また、バルプロ酸服用時に二次性カルニチン欠乏症をきたすことがあります。胆のう機能障害のため、胆石が高頻度に発生することが知られています[2,16]。

　トイレトレーニングについては、トイレの場所に関する理解はあるものの、排尿・排便の訴えがうまくできないために困難です[6]。言葉にならないサインの読み取り、便座を小さくする器具、座位を支える器具、足台が必要になるケースが見られています[6]。水分をたくさん与えて時間間隔をきちんと決めて連れて行くことも重要です[6]。励みになるように、たくさん褒めて、ご褒美をあげることも重要で、特に食べ物でのご褒美は効果的なようです。

参考文献

1) Armstrong, DD. *et al.*; Organ growth in Rett syndrome: a postmortem examination analysis. *Pediatr Neurol.* 20: 125-9, 1999.
2) Motil, KJ. *et al.*; Gastrointestinal and nutritional problems occur frequently throughout life in girls and women with Rett syndrome. *J Pediatr Gastroenterol Nutr.* 55: 292-8, 2012.
3) Schwartzman, F. *et al.*; Eating practices, nutritional status and constipation in patients with Rett syndrome. *Arq Gastroenterol.* 45: 284-9, 2008.
4) Prior, C. *et al.*; Nutrition and gastrointestinal disorders in Rett syndrome: Importance of early intervention. *An Pediatr. (Barc)* 72: 191-8, 2010.

5) Motil, KJ. *et al.*; Fractional calcium absorption is increased in girls with Rett syndrome. *J Pediatr Gastroenterol Nutr.* 42: 419-23, 2006.
6) キャシー・ハンター（著），日本レット症候群協会（訳），『レット症候群ハンドブックII』，日本レット症候群協会翻訳事務局，2013.
7) Ribeiro, RA. *et al.*; Oral manifestations in Rett syndrome: a study of 17 cases. *Pediatr Dent.* 19: 349-52, 1997.
8) Morton, RE. *et al.*; Feeding ability in Rett syndrome. *Dev Med Child Neurol.* 39(5): 331-5, 1997.
9) Baldassarre, E. *et al.*; Rett Syndrome and gastric perforation: total or partial gastrectomy in an emergency situation? *Am Surg.* 76: 345-6, 2010.
10) Sezer, A. *et al.*; The management of gastric perforation in a girl with Rett syndrome: Report of a case. *Brain Dev.* 33: 83-5, 2011.
11) Shah, MB. *et al.*; Rett syndrome and gastric perforation. *Am Surg* 74: 315-7, 2008.
12) Baldassarre, E. *et al.*; A case of massive gastric necrosis in a young girl with Rett Syndrome. *Brain Dev.* 28: 49-51, 2006.
13) Oddy, WH. *et al.*; Feeding experiences and growth status in a Rett syndrome population. *J Pediatr Gastroenterol Nutr.* 45: 582-90, 2007.
14) Ellaway, C. *et al.*; Rett syndrome: randomized controlled trial of L-carnitine. *J Child Neurol.* 14: 162-7, 1999.
15) Ellaway, CJ. et al.; Medium-term open label trial of L-carnitine in Rett syndrome. *Brain Dev.* 23 Suppl 1: S85-9, 2001.
16) Percy, AK. and Lane, JB.; Rett syndrome: clinical and molecular update. *Curr Opin Pediatr.* 16: 670-7, 2004.

2-16 思春期・第二次性徴、内分泌

1. 思春期、第二次性徴について

　レット症候群の思春期、二次性徴、内分泌に関する報告はきわめて少ないです。レット症候群女性は他の発達障害児・者と同じように身長、体重などの成長は小さい事が報告されています。また、レット症候群女性の特徴として、出生時正常であった頭囲は、生後の発育が障害されて後天的な小頭症になる事であり、他の発達障害と区別できる可能性があります。ただし、原則、レット症候群女性にのみ特徴的な思春期・二次性徴は無いと考えて良いと思われます。身長、体重などの成長・発育の詳細は他の章を参照してください。

　思春期―成人になってからの症状は、*MECP2*遺伝子変異の部位によって、個人の症状の差が大きい事が知られています。

2. これまでの報告

　本節では歴史的に報告された順番に文献を参照しながら紹介します。Motil らは、レット症候群女性

での成長障害はエネルギーのバランスの異常でおこると報告しました。すなわち、エネルギーの摂取量は健常児と変わりませんが、覚醒時に常時見られる常同運動などの不随意運動の為、エネルギー消費が健常児の2.4倍であるためと報告しました[1]。その後、この証拠を確固とする追試の報告は得られず、反対論もあり単純な機序では説明できにくいと思われています。

Huppkeらは38人のレット症候群女性で成長ホルモン（GH）、IGF-1、甲状腺ホルモン、ゴナドトロピン、性腺ステロイドホルモン、副腎ステロイドホルモンを測定し骨年齢との関連を検討しました。3人のレット症候群児では、さらに24時間のGH分泌のパルス分泌状態を検討したところ、23人中8人でIGF-1の低値を示しました。また、IGFBP-3とインスリン分泌は大多数のレット症候群児で正常でした。GHのパルス分泌状態は、検討した3例で異なった反応であり、1例は正常の日中／夜間分泌リズムであり、2例目は全体の成長ホルモン分泌量は正常でしたが、日中／夜間のリズムが消失していました。3例目は成長ホルモンは正常下限でした。血漿の甲状腺ホルモンはT4、TSH、TSH-夜間リズム、エストラジオール、プロラクチン、コーチゾールはすべて正常範囲でした。結論として、レット症候群女性の成長障害はGH異常によるものでは無く、視床下部機能異常は完全には否定できませんが、主な原因では無い事が考えられました[2]。

Smeetsらは30人の思春期、および成人女性のレッ

ト症候群の典型例と非典型例で臨床像を検討しました。MECP2遺伝子異常は24例に見られ、遺伝子型―臨床像関連および、X染色体不活化の偏りを検討した結果、不活化の違いによる差はありませんでした。R133C、R306Cのミスセンス変異は比較的軽症の臨床症状でした。C末端の欠失症例では早い時期から進行する脊柱側弯が見られました。

3. 遺伝子変異と症状

R133C変異のあるレット症候群女性は、小児期は多動傾向で、自閉症症状があり、数十年にわたって症状は安定しており歩行は可能で、神経症状も軽いです。3分の2（67%）の割合で突然の意味不明の叫びや、笑いが多く、ある程度の言語理解は保たれています。過呼吸―無呼吸などの呼吸異常はありません。てんかんは無いか、あっても抗けいれん薬でコントロールが容易です。

R306Cは転写抑制ドメインの部分で、乳児期から緩徐進行性の症状で、かかと、またはつまさき歩行であり、てんかんは無いか、あっても抗けいれん薬でコントロールが容易です。思春期〜40歳くらいの成人まで症状は安定しています。歩行は緩徐進行性の下肢の運動障害、著明な脊柱後弯により次第にできなくなります。

MECP2遺伝子のアミノ酸欠失によりフレームシフトのある群は、急激な脊柱側弯、足の変形、著明なジストニアを示す事が多く、C末端のセグメントの

欠失を示す患者は、非典型例であり病初期は症状が軽いが、初期から側弯が進行します[3]。

4. 近年の思春期に関する報告

近年、オーストラリアのデータベースを基にした、Population-basedでの年齢ごとの思春期の軌跡の調査報告が報告されました。213人の女性のレット症候群患者で調査し、adrenarch（思春期前の特に8歳頃の副腎皮質から出るアンドロゲン作用による症状）、thelarche（思春期の女性の乳房発育）、初潮の時期を調べました。BMIと遺伝子変異の型との関連をCox解析で行った結果、4分の1（25％）はadrenarchは9.6歳までに出現し、5割が11歳までで、4分の3（75％）は12.6歳までした。初潮は14歳までに起こりました（幅は8〜23歳）。体重が少ない女性ほど、adrenarch、thelarche、初潮の出現は遅く、BMIが高く体重が重い女性ほど、前3者は早い傾向が見られました。

*MECP2*遺伝子異常との関連もあり、一般的に、C末端の欠失とearly truncating mutationは思春期発来が早く、pR168X変異は発来が遅れていました。初潮年齢の平均は、一般女性が12〜14歳なのに比べてレット症候群女性では14歳と少し遅めであることがわかりました[5, 6]。adrenarch、thelarcheの一般健常女性の平均年齢の11歳と11.5歳と差はありませんでしたが、個人の幅が大きく、adrenarchの早期発来が8％、thelarcheの早期発来は6％、thelarcheの遅い発来は9％

にみられました。*MECP2*変異は視床下部の種々の遺伝子の変異をおこし、思春期―内分泌に異常をもたらす可能性があります。Haraらは、レット症候群でグレリンが思春期に低下している事、成長に何らかの関連を報告していますが、今後のさらなる研究が必要です[7, 8]。

参考文献

1) Motil KJ, et al.; Altered energy balance may account for growth failure in Rett syndrome. *J Child Neurol.*; 9: 315-319, 1994.
2) Huppke P, *et al.*; Endocrinological study on growth retardation in Rett syndrome. *Acta Paediatr.* 90: 1257-1261, 2001.
3) Smmets E, *et al.*; Rett syndrome in adolescent and adult females: Clinical and molecular genetic findings. *Am J Med Genet.* 122A; 227-233, 2003.
4) Knight O, *et al.*; Pubertal trajectory in females with Rett syndrome: A population-based study. *Brain Dev.* 35: 912-920, 2013.
5) Herman-Gidens M. Recent data on pubertal milestones in United States children. The secular trend toward earlier development. *Int J Androl.* 29: 241-246, 2006.
6) Whitehouse A, *et al.*; Brief report: autistic-like traits in childhood predict later age at menarche I girls. *J Autism Dev Disored.* 41: 1125-1130, 2011.
7) Hara M, *et al.*; Ghrelin levels are reduced in Rett syndrome patients with eating difficulties. *Int J Dev Neurosci.* 29: 899-902, 2011.
8) Hara M, *et al.*; Relation between circulating GH, IGF-1, ghrelin and somatic growth in Rett Syndrome. *Brain Dev.* 36: 794-800, 2014.

2-17　整形外科的問題

　運動発達・整形外科問題等を文献的考察と、自験例をもとに記します。当院通院中のレット症候群の症例は総数59人で、初診時年齢は平均11.9歳（1～32歳）、観察期間は平均3年(1～5年)です。

I. 運動発達について

　運動発達の概略は頚定、座位が可能になるのは正常よりやや遅れますが、一旦は可能になる例が多いようです。約30％は2、3歳すぎに独歩が可能になり、50％はつかまり立ち、座位にとどまります。残り20％は臥位から進歩することはありません（図1）。多くは筋力低下がみられますが、中には少数ですが筋の過緊張を呈する例があり、そのため脊柱、肘、足、股関節に変形、拘縮、脱臼などが発生する事があります。

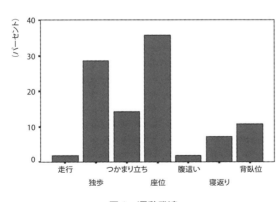

図1　運動発達

2. 足部の変形

最も多く見られるのは、外反・扁平です。これは短下肢装具と足底板などで治療が可能です。数は多くありませんが、内反尖足もみられます。これに対しては、初期には短下肢装具で治療しますが、変形が進行すれば手術が必要です（図2, 3）。

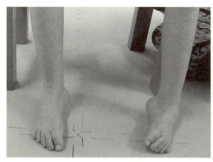
図2　内反尖足変形

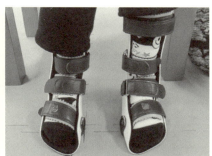
図3　短下肢装具による矯正

3. 股関節

一般的に立位が出来ないか遅れる幼児、又は筋力のアンバランスがあって、股関節が内転位になっている場合には、臼蓋の発育が不良になり、脱臼へと進む場合があります。したがって、3～4歳頃からは念のため股関節のX線撮影が必要です。幼児の時は、股関節の外転を保持するための装具（図4）をつけますが、6～7歳頃に亜脱臼になると股関節周囲筋の解離術が必要になります[1]。

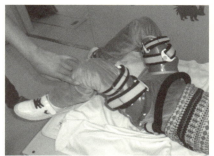
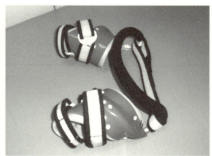

図4　股関節外転装具

4. 脊柱変形

5〜6歳頃から脊柱の変形が始まり（図5, 6）、18歳頃まで増悪していきます。その後の進行は遅くなりますが、成人になっても悪化する事もあります。Jan Lidstrom[2]は76例のレット症候群の観察で、側

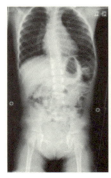
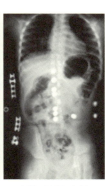
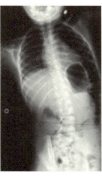
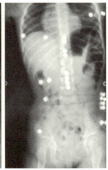

4歳（DSBなし 左凸 L_1〜L_5 Cobb角 16°）　　4歳（DSBあり 腰椎 Cobb角 0°）　　7歳（DSBなし 左凸 T_8〜L_4 Cobb角 17°）　　7歳（DSBあり 左凸 T_8〜L_4 Cobb角 3°）

図5　幼児期発症の側弯症例
症例：レット症候群 女性

弯の発生頻度を、5歳以下で15%にみられ、年齢と共に多くなり、21歳以上では80%に達すると報告しています。私たちの観察例ではCobb角10°以上の側弯は59人中53人（89.8%）、Cobb角20°以上の側弯は45人（76%）にみられました（Cobb角：章末注の図参照）。特に運動機能が低い程、側弯が強い傾向がみられます（図7）。

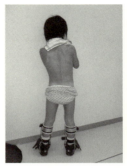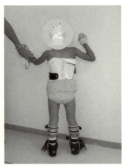

図6　幼児期発症の側弯治療例
症例：レット症候群 女性
（左）DSBなし：体幹不安定のため左へ倒れることが多い。
（右）DSBあり：体幹安定し直立している。

Cobb角70°以上の強い側弯になると座位が不能になり、そのうえ心肺機能、消化機能にも障害が出る恐れがあるとして、手術（脊柱広範囲の固定術）が必要とされますが、リスクが高く[3,4]、出来れば装具等による保存療法で解決できることが望まれます。Peten G. Gabos[5]らはレット症候群16例の側弯手術について、側弯の矯正の結果は良好だが術後、早期に10例（63%）が呼吸器系に、6例（37%）が消化器系に重大な合併症が生じ、これ

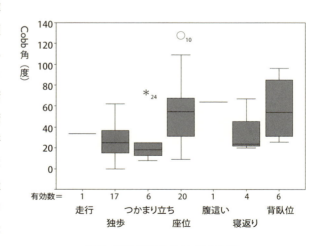

図7　運動機能別Cobb角の分布

は同程度の重症脳性麻痺児の場合とよく似ていると報告しています。その他、手術による側弯の矯正については、X線画像上では良好な結果とされていますが、日常生活における介護、運動機能の変化については十分な報告はありません。

5. 側弯変形に対する装具療法

従来の側弯治療用の体幹装具は、硬い材質を用いて体幹の広範囲を被うことによって、矯正位での固定を計るものであり、レット症候群の側弯治療には皮膚障害、疼痛、運動制限など問題が多く継続できませんでした。

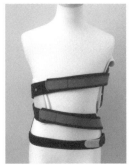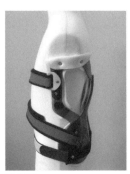

図8　DSB Ⅲ型
左：前面、右：左側面（上部胸郭と腸骨外面へ支柱）

2007年に我々の開発したDynamic Spinal Brace（DSB：愛称、プレーリーくん）はポリカーボネイトの弾性を利用し、緩やかな持続する矯正力を働かすことで、障害児が殆ど抵抗なく装着出来ます（図8, 9）[6, 7]。幼児からでも使用できますので（図6）、早期から（Cobb角10°前後）ただちに装着することによって、多くの

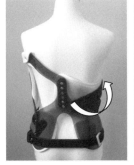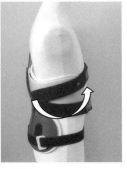

図9　DSB Ⅲ型
左：後面、右：右側面（後面から前へ巻き上げる）

表　症候性側弯に対するDSBの効果（1年間のCobb角の変化）

疾患名	脳性まひ	早期発症	レット症候群	プラダーウィリー症候群
症例数	151人	49人	33人	5人
+5°≦	58人(38.4%)	22人(44.9%)	15人(45.5%)	3人(60%)
±5	82人(54.3%)	21人(42.9%)	14人(42.4%)	1人(20%)
-5≧	11人(7.3%)	6人(12.2%)	4人(12.1%)	1人(20%)

例が手術を避けることが出来ると思われます。Cobb角による治療成績をまとめると、1年間に5°以上進行したのは45.5%ありますが、進行しなかったものは42.4%、5°以上改善した例が12.1%でした（表）。DSBによる側弯治療の実例を呈示します。5°以上進行した症例（図10,11）、5°以内に維持できた症例（図12,13）、5°以上改善した症例（図14,15）、以上3例を示します。

　一方、装着後の日常生活に関するアンケート調査（レット症例21例）において、装着によって90%以上の座位が安定し、姿勢が良くなったので食事がさせやすくなった、両手が使いやすくなった、など介護が楽になったと述べています（図16）。脱落例は2例（1例は手術、1例は不明）でした。

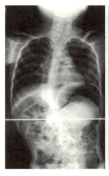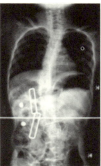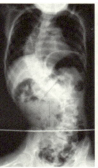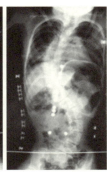

11歳　　　　　　11歳（左支柱）　　　15歳　　　　　　15歳（右支柱）
DSBなし 54/36°　DSBあり 34/24°　DSBなし 82/72°　DSBあり 65/61°

図10　側弯が5°以上進行した症例
　　　（レット症候群　女性）

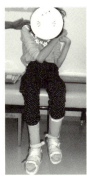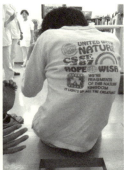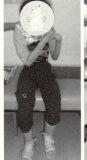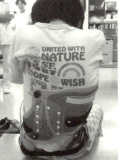

15歳（DSBなし 82/72°）　　　　　15歳（DSBあり 65/61°）

図11　側弯が5°以上進行した症例
　　　（レット症候群　女性）

2-17　整形外科的問題　201

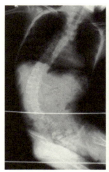 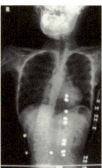 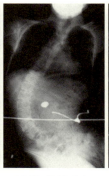 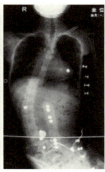

16歳（DSBなし 85°）　　16歳（DSBあり 55°）　　20歳（DSBなし 84°）　　20歳（DSBあり 64°）

図12　側弯の進行が予防できた症例
（レット症候群 女性）

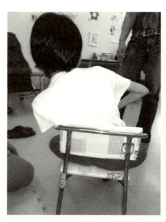 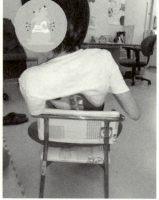

図13　側弯の進行が予防できた症例
（レット症候群 女性）
左：DSBなし、右：DSBあり

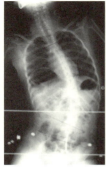 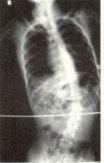 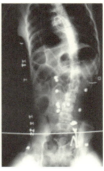

14歳（DSB なし 59°）　　14歳（DSB あり 33°）　　17歳（DSB なし 44°）　　17歳（DSB なし 28°）

図14　側弯が5°以上改善した症例
　　　（レット症候群 女性）

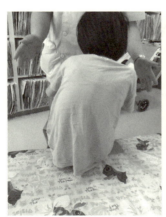 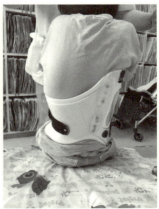

図15　側弯が5°以上改善した症例
　　　（レット症候群 女性）
　　　左：DSB なし、右：DSB あり

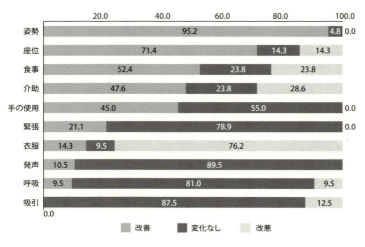

図 16　DSB が日常生活に及ぼす影響
（介助者からのアンケートによる）

6. まとめ

　これまでレット症候群の整形外科に関する問題点と対策を述べましたが、足部、股関節に関する障害はみられるものの、いずれも全症例のうち 20% 以内であり、それに対する保存的・手術的対応は脳性麻痺の場合と同様の手技で、手術の時期、目的、両親の納得などで治療します。そして、その方法自体は通常の麻痺性変形に対する、整形外科的手技として確立しています[8]。しかし、脊柱変形は 80% 以上に発生し、しかもそれは他の疾患にみられる側弯変形よりも急速に増悪するものが多く、全身状態、日常生活に重大な影響を及ぼします。それに対する保存療法は、従来の体幹装具では治療継続が困難で、しかも治療にかかわらず 1 年以内に 15 〜 25°以上急速

に増悪するので、手術療法を行う事が多いと報告されています[9, 10]。

手術では側弯の矯正は良好な結果が多いようですが、術後種々の重大な合併症の可能性も指摘されています。DSBによる装具治療では、54.5%が側弯の進行を予防する事が可能でしたが、45.5%は側弯が進行します。そのうち、治療開始が13歳前後と遅かった例では、90°以上に達した例もありますが、それでも多くはDSBにより70°以内に改善しています。つまり、10歳未満でCobb角[注)]30°〜40°以内で治療を開始すると、手術が必要とされる70°〜80°にまで進行する事を防ぐことが出来ると思われます。

以上の理由からDSBはレット症候群の側弯治療、予防に有効な手段になります。

なお、その他のすべての整形外科的治療（手術・装具）を実施するのにも、リハビリテーション技術（PT／OT）を併用する事が必要です。

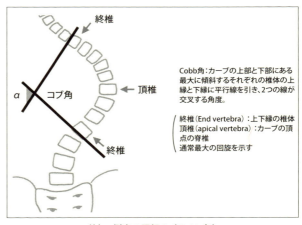

注) 側弯の評価I（Cobb角）

参考文献

1) Tay, G. *et al.*; Hip displacement and scoliosis in Rett syndrome-screening is required. *Dev Med Child Neurol.* 52: 93-8, 2010.
2) Lidstrom, J. *et al.*; Scoliosis in Rett Syndrome Clinical and Biological Aspects. *Spine.* 19(14): 1632-5, 1994.
3) 佐藤貫洋ほか,「術後呼吸不全を合併したRett症候群の1例」, 整形外科, 62:631-4, 2011.
4) Gabos, PG. *et al.*; Spinal fusion for Scoliosis in Rett Syndrome With an Emphasis on Early Postoperative Complications. *Spine.* 37(2): E90-4, 2012.
5) 梶浦一郎, 森口悠, 幼児期発症の側弯変形に対するDSB（愛称プレーリーくん）による治療の試み（第一報）, 近畿小児整形外科, 24, 29-32, 2011.
6) 梶浦一郎ほか, 脳性麻痺にみられる側弯に対する新しい装具 (Dynamic Spinal Brace)による治療報告（第一報）, 脊柱変形, 24(1):65-9, 2009.
7) Harrison, DJ. and Webb, PJ.; Scoliosis in the Rett syndrome: natural history and treatment. *Brain Dev.* 12: 154-6, 1990.
8) 『リハビリテーション医学全書15 脳性麻痺 第2版』（五味重治 編), 医歯薬出版, 282-321, 1989.
9) Bassett, GS. and Tolo, VT.; The incidence and natural history of scoliosis in Rett syndrome. *Dev Med Child Neurol.* 32: 963-6, 1990.
10) Keret, D. *et al.*; Scoliosis in Rett Syndrome. *J Pediatr Orthop.* 8: 138-42, 1988.

2-18 歯科・咀嚼・歯ぎしり

　数ある症候群の中には、歯の数、形や構造、萌出時期などに特徴のみられるものもありますが、レット症候群に特有で先天性の歯の異常はないといわれています。しかし、本症候群では歯ぎしり、歯と口腔の外傷、流涎、歯肉炎およびう蝕（むし歯）が多いとされています。ここでは、これまでに報告されているレット症候群児の歯科的特徴について述べます。

1. 歯ぎしり

　歯ぎしりはレット症候群に最も多くみられる歯科的特徴の1つです。歯ぎしりによって、耳ざわりな音がするだけでなく、歯の咬耗（図1）や咬合性外傷が生じます。歯は歯冠と歯根からなっており、歯冠部は外側からエナメル質、象牙質、歯髄（俗にいう歯の神経）という三層構造でできています。

　咬耗は強い力で歯を

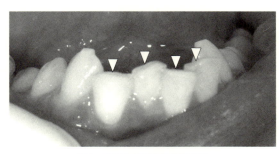

図1　歯ぎしりによる歯の咬耗

噛み合わせることで、咬合面が摩耗することで、著しいときには歯髄の露出（露髄）を来すこともあります。露髄すると、細菌感染を起こし歯髄炎や歯髄壊死を生じてしまうため、歯髄処置（根管治療）が必要になります。

咬合性外傷とは、歯に過度の咬合力が加わることによって、歯を支えている（歯周組織、歯根膜、歯槽骨と歯肉）に炎症が生じ、歯痛や歯の動揺、ひいては歯の脱落などの症状を呈することです。

歯ぎしりによる為害作用を予防ぐためには、マウスピースを装着すると効果的ですが、知的障害児・者では装置を外してしまったり、装着のストレスにより却って歯ぎしりが増悪するなど、適応できないこともあるため、有効、確実な対処法は確立されていません。

2. う蝕と歯周病

う蝕と歯周病は口腔衛生の不良によって生じる疾患であり、それぞれう蝕原性菌（ミュータンス・レンサ球菌、*Streptococcus mutans*など）と歯周病原性菌（*Porphyromonas gingivalis*など）の感染によって引き起こされます。

1 う蝕

う蝕は、①宿主（歯の形態や質、唾液の性状や量）、②食事と③細菌（細菌の種類や数）の3つの悪い条件が重なったとき発生します。う蝕原性菌は粘着性の

デンタルプラーク（歯垢）を形成し、スクロース（砂糖）を代謝して酸を産生します。その酸により歯が脱灰されて、実質欠損が生じたものをう蝕と呼びます。

う蝕原性菌は通性嫌気性菌で、酸産生、耐酸性であるため、砂糖摂取の回数が増えると歯垢量が増えpH低下時間が長くなると、う蝕発生リスクは高くなります。また就寝中は緩衝作用のある唾液分泌も減少するため就寝前の飲食はう蝕リスクを増大させます。

小児のう蝕原性菌は保護者の口腔内の菌や生活環境からの伝播で、感染、定着したものと考えられています。

う蝕の予防法としては、①口腔清掃：歯磨きをして歯垢を除去し口腔内を清潔に保つ、②砂糖の摂取制限：スクロースが口腔内に滞留する量と時間を少なくする、特に間食の摂取回数を減らす、③予防処置：フッ化物歯面塗布やフッ化物配合歯磨剤の使用など、フッ化物を応用し歯質を強化する、ことなどがあります。歯科医院でのフッ化物塗布以外にも、家庭で用いるフッ化物として洗口液やスプレー、ジェルタイプのものなどさまざまな形状、味のものが市販されています。いずれも歯磨き後に使用し、それぞれ洗口、口腔内への噴霧、歯ブラシや綿棒による塗布といった方法で用います。

2 歯周病

歯面に付着したプラークはまた歯肉炎を起こし、歯肉出血や疼痛を生じます。さらに歯周組織深くま

で侵入した歯周病原菌は歯を支えている歯槽骨を破壊し、出血、排膿や歯の動揺、脱落を生じます。これが歯周病です。歯周病原菌は偏性嫌気性菌で、歯周組織細胞内にも侵入し、また内毒素をもっており細胞傷害性があります。プラークに唾液中のリンやカルシウムが吸着し、石灰化すると歯石になります。歯石は、歯周病の発生と進行に関与しており、歯ブラシでは除去できないため、歯科受診して治療を受ける必要があります。

　以上、う蝕と歯周病はいずれもプラークが原因で生じる病気です。プラークを付着させないこと、付着しても早く除去することが大切です。これには、歯磨きの励行が欠かせません。

　しかし、合目的的な手の運動が困難なレット症候群の患者では、食事や口腔ケアの自立が困難なため、保護・介護者への食事指導と口腔衛生指導が大切です。セルフケアの困難な人に対しては保護・介護者による歯みがきが必要です。レット症候群の患者では、食事や間食の時間や回数、歯磨きなどほぼすべてが保護・介助者の管理下にあるため、適切に行えばう蝕や歯周病の予防は比較的達成しやすいと考えられます。

3 口腔清掃

　介助磨きのときは、まず姿勢が重要です。寝かせたり、横抱き、バギーに座った状態など頭部が安定して、開口しやすく、口の中がみやすい姿勢で行います。毎日行う歯磨きに痛みや苦痛があれば拒否が

強くなってしまうため、無理せず徐々に慣れて習慣づけていくことが大切です。歯磨きは小刻みに歯ブラシを動かし、歯面のプラークを除去します。特に歯と歯肉の境目や、歯と歯の間のプラークは残りやすいので、ていねいに磨きます。必要に応じてデンタルフロス（糸ようじ）や歯間ブラシなどの補助的清掃器具も用います。口腔内の細菌数を減らすことは、う蝕や歯周病の予防だけでなく、誤嚥吸引に伴う気道感染の予防にもつながります。

3. てんかん

てんかんに伴う歯科的問題には、発作や転倒による歯や口腔、顔面の外傷と抗てんかん薬の副作用による歯肉増殖があります。

１ 歯の外傷

歯の外傷では、歯の脱臼、動揺、転位や破折がないか確認します。歯が抜け落ちたり、位置異常がある場合は、できるだけ早く整復する必要があります。完全脱臼の場合でも歯を捨てず、乾燥させないように早急に歯科受診をすると再植して残すことができます。その際、歯根膜を傷めないようできるだけ歯根には触れず、牛乳や生理食塩水、

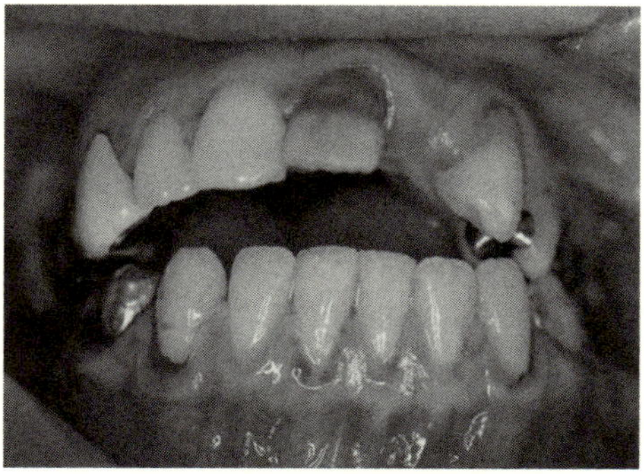

図2　外傷の歯髄壊死による歯の変色（上顎左側中切歯）と歯の喪失（上顎左側側切歯）

市販の歯の保存液（ティースキーパーなど）につけて受診することが大切です。受傷からの時間と保存法が再植の予後に大きく影響します。

　歯が破折した場合は、その程度によって歯冠を修復したり、歯髄処置を行います。

　外傷歯では、受傷直後に症状がなくても歯髄が壊死することもあるので継続的な観察が必要です（図2）。

2 歯肉増殖

　歯肉増殖は抗てんかん薬、特にフェニトイン服用者の約半数に生じます。歯間乳頭部を中心として歯肉が増殖し、歯冠全体が覆われてしまうこともあります。歯肉増殖が進行すると歯の傾斜や転位を生じ、外傷も受けやすくなります。

　プラークは歯肉増殖の増悪因子になるので、ここでもその予防と進行抑制には歯磨きが大切です。歯肉増殖によって審美的、機能的障害がみられるときは、歯肉を切除して歯肉整形を行います。しかし、歯肉増殖の増悪因子であるプラークのコントロールが不良であれば再発しやすいので、歯磨きを徹底するとともに、原因薬剤の変更や減量が可能かどうか主治医に照会することも必要です。

4. 歯列不正

　レット症候群には高口蓋や前歯部開咬などがみられるとの報告があります。これは指吸いや指咬み、口呼吸、舌突出などの口腔習癖が原因で生じると考

えられます。歯肉増殖によっても生じることがあります。

　口腔習癖が原因の場合は習癖が改善されなければ矯正治療を行っても元の状態に戻ってしまう可能性があります。また治療中は矯正装置により口腔衛生管理が難しく、う蝕や歯周病のリスクが高くなります。矯正治療には長い期間がかかり、本人の理解と忍耐も必要ですので知能の発達状態とも合わせて検討する必要があります。

　レット症候群の歯科的特徴に関する報告は少数しかありません。上記のような問題を抱えている可能性があるため、できるだけ早くから歯科検診や予防管理を受けておくことが大切です。知的障害のために通常の歯科診療には適応できず、体動が大きかったり開咬保持が難しいこともあります。そのため、身体を保定（抑制）したり、鎮静法や全身麻酔で歯科治療を行うことが必要なこともあります。

参考文献

1) 鈴木文晴，Rett症候群，小児科診療，69（増刊号）:794-7, 2006.
2) 秋山茂久「Rett症候群」，一般社団法人日本障害者歯科学会（編）『口から診える症候群・病気』，194-5，2012.
3) Magalhaes, MH. *et al.*; General and characteristics in Rett syndrome. *Spec Care Dentist.* 22: 147-50, 2002.
4) Riberio, RA. *et al.*; Oral manifestations in Rett syndrome: a study of 17 cases. *Pediatr Dent.* 19: 349-52, 1997.
5) Fuertes-Gonzalez, MC. *et al.*; Oral findings in Rett syndrome: A systematic review of the dental literature. *Med Oral Patol Oral Cir Bucal.* 16(1): e37-41, 2011.
6) 稲田朱美ほか，知的障害を伴う混合歯列期小児に行った咬合

誘導の2症例，障害者歯科 29(1)：63-70，2008.

2-19 リハビリテーションについて

1. はじめに

「リハビリテーション」とは医学的治療と並行して、運動障害、言語障害などの障害を改善、支援する活動です。レット症候群に対する「リハビリテーション」という特別な分野はありませんが、脳性麻痺に対するリハビリテーションが最も参考になります。脳性麻痺のリハビリテーションには多くの考え方がありますが、その中で具体的技術を用いて多方面にわたって治療、支援が可能なのはボバース概念です。その理由をまとめると、以下の3つになります。

1) 従来のリハビリテーションでは脳性麻痺、脳卒中など脳損傷に由来する中枢性麻痺を、単に筋力低下の結果としているのに対し、全身の筋の働き協調障害であると考えて対応しています(表1)。[1]

表1　中枢性麻痺と抹消性麻痺の違い

	特長	部位
中枢性麻痺 (CVA, CP)	質的変化 (痙性, 不随意運動)	全身 (姿勢制御)
末梢性麻痺 (ポリオ, 整形疾患)	量的変化 (ROM, 筋力)	局所

2) あらかじめ決めたプログラムが在るのではなく、患者の臨床症状を詳細に分析し、それに合わせた

プログラムを作る努力をします。だから、幼児から大人まで軽症から重症まで、どんな症例にも対応できます(図1)。
3) 最も適当と思われる技法を訓練室のみでなく、日常生活全体の中で実行できるような、具体策を作り上げています(図2)。[2,3]

以上の理由から、脳障害由来で未知な現象の多いレット症候群に対応するリハビリテーション技術には最も適していると考えます。

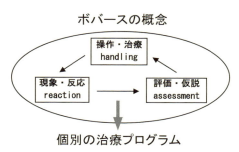

図1 ボバースによる治療プログラムの作成の過程

PT技法を基礎にして
　OT、ST、看護師、教師、母親などに
　具体的手段を提供できる
神経学的知識によって
　診断、評価、手術、装具の
　適応と方法に影響
　　真のチームワークが確立し、
　　全人的な援助が可能となる

図2 ボバース概念の特長

2. リハビリテーション技術の実際

基本的な姿勢保持・歩行機能に対しては、理学療法(Physical therapy: PT)、日常生活動作には作業療法(Occupational therapy: OT)、コミュニケーションには言語聴覚療法(Speech language hearing therapy: ST)など三分野があり、それぞれ専門のセラピストが居ます。小児科医はてんかん、栄養、呼吸の治療を、整形外科医は運動機能とその器官の治療を実施しながら、セラピストに指示を出します。レット症候群は全身の問題を持っていますから、多くの分野の

表2　リハビリテーション指示の例

PT	□ROMの維持改善　□座位の獲得練習　□姿勢の設定/管理　□移動/歩行練習　□リラクゼーション　□呼吸機能の改善 リスク・目標・期間（　　　　　　　　　　　　）
OT	□上肢機能　□身辺動作　□代償手段（自助具など）　□遊び　□就学準備　□母親・家庭育児支援 リスク・目標・期間（　　　　　　　　　　　　）
ST	□言語発達　□呼吸/発声　□代替意思伝達（AAC）　□口腔運動の維持改善　□嚥下/摂食機能改善　□構音　□両親教育 リスク・目標・期間（　　　　　　　　　　　　）

関与が必要です。PT、OT、STは麻痺性障害に対する特殊な専門技術を発揮します。指示は多岐にわたりますが、便宜上簡略化した指示票を使い、チェックしています（表2）。但し、目標とリスク、頻度、期間などは個別に記入することによって、医師の責任を明確にすることが重要です。

1 理学療法の実例

23歳女性、右凸の強い側弯（Cobb角109°）を示し、Dynamic Spinal Brace（DSB、愛称：プレーリーくん）[4, 5)]を着けるとCobb角は78°になります（図3, 4）。

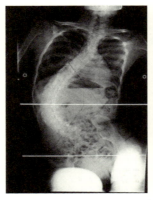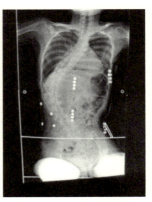

図3
症例：22歳、右凸Cobb角109°（プレーリーなし）、右凸Cobb角78°（プレーリーあり）

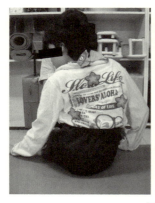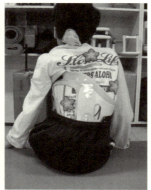

図4
症例：22歳、右凸 Cobb 角 109°（ブレーリーなし）、右凸 Cobb 角 Cobb78°（ブレーリーあり）

① 脊柱の動きを促し、両側の下肢で支えて頭、脊柱をまっすぐ保てることを目ざします。そのため、まず精神的に安定させ余計な緊張が出ないよう、背臥位でリラックスさせた姿勢から始めます（図5）。
② 右の凸側の骨盤と腰椎の間を拡げた状態で、左の凹側の骨盤と肋骨の間を拡げて脊柱を修正していきます（図6）。
③ 本人の不安が強まらないようにしっかり安定させて少しづつ座位へと移行します。身体の崩れを修正しつつ、両側のお尻で対称的に支えながら起こします。手もみとともに手や胸椎が屈曲して丸くならないようにするとより効果的に脊柱は伸びます（図7）。

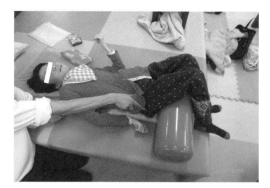

図5

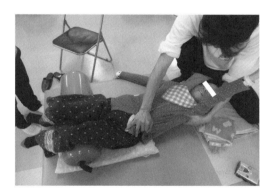

図6

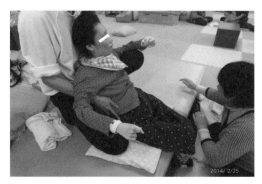

図7

④ 左右のお尻で支えやすくなれば、より体を起こした座位へと誘導し、足で支えることを促します。屈曲しやすい方の手を伸ばして両手で支えるように促すことで、頭や体が対称的にまっすぐなりやすく、背骨の修正につながります（図8）。

⑤ 本人の不安がなくなり、両側のおしりや手、足で支えることができるようになれば、できるだけ本人のみでバランスを保つようにします。自分でバランスをとることで、体の崩れに気づきやすくなり、脊柱変形の予防につながります（図9）。

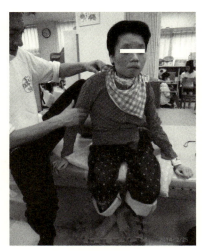

図8

⑥ 本人の不安がないように安定させながら、立位をとります。立位は背骨をまっすぐ保つ筋肉を活性化させるため、できるだけ経験させることが重要です。日常管理はプレーリーくんを利用します。プレーリーくんは姿勢の安定性を助け、不安に対する緊張を和らげるためリラックスさせる効果もあります。また背柱の矯正や理学療法の効果を維持できるため、脊柱変形の予防に有効です（図4, 10）。

2 作業療法の実例

18歳女性。在胎41週2930gにて出生し、13歳で脊柱側弯症とレット症候群、15歳時に左内反尖凹足および左膝屈曲変形、17歳時にてんかん、18歳時に

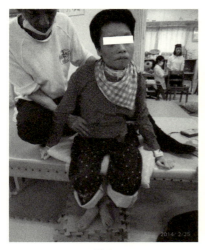
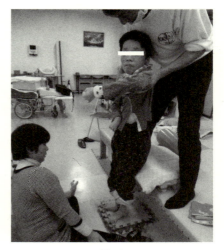

図9　　　　　　　　　　図10

パーキンソン症候群の診断を受けています。

① 右凸側弯があり、左体側は短縮し、骨盤は左が上方へ引き上がっています。左手は肩から下方へ下がり、手指は腹部の前で握り固定しています。座位は体をこわばらせて保っています（図11）。
② 左側の短縮を改善する必要はありますが、まず伸びていて比較的動きのある右体側に触れ、おしりの知覚を促します。座面が知覚できると縮めていた左脇が緩んできます。次に、左手を机の上にゆっくり誘導して両肘支持の姿勢になり、遊びに取りかかります（図12）。
③ 動かしやすい左手から楽器に触れるように誘導します。本人が「やっている」感覚が大切なので、セラピストは手には触れず、肩・腕から誘導してい

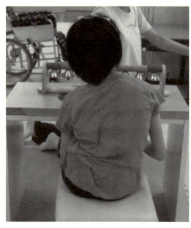

図11

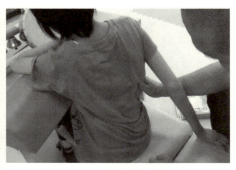

図12

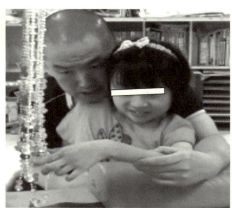

図13

ます（図13）。

④ 左肘で支えることができるようになったので、クッションで広い支持面をつくって左手を受け、左体側を伸ばしていきます。左手はクッションを支えにして、左手の操作へと展開します。指のわずかな動きですが、操作を楽しみ、ご本人もしっかりと目でその様子を確認しています。最後は、より対象的な姿勢を自己調節できるよう両手操作の遊びへと展開していますが、わずかな援助でで

きるようになっています。「自分でやっている」感覚を実感できていることが、表情からうかがえます（図14,15）。

レット症候群の患者は、常同運動のため意図したように手を使えないので、最終的には手で扱ってみようとすることをあきらめ、ますます受動的な生活になっていくかもしれません。手で扱いたい要求がないわけではありませんので、彼女たちが実現できることを発見し、できるだけ多くの達成感が経験できるように援助することが重要です。

　そのために姿勢、環境、道具…さまざまな工夫をこらし、作業を「自分がやっている」という感覚が増すように支援することが作業療法士の役割であると考えています。

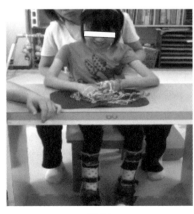

図14

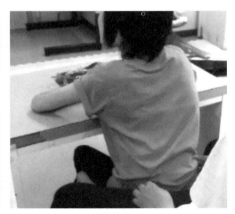

図15

3 コミュニケーションについて

　コミュニケーション機能の発達、獲得には言葉の獲得のみでなく、文字盤など代替器具を用いたり、ジェスチャー、表情などでも行う努力がなされます。レット症候群に特異な点があります。それは、従来用いられている発達診断は主として手の機能、言葉などを介して判断されますので、この両方の機能に障害があり、表情が乏しいレット症候群では低評価される可能性があります。非常に感受性が高く、あらゆることに過敏なため、場面が変わる、対応する人の態度などに過敏に反応し、緊張が極端に高まります。特に本人の好まないこと、あるいは理解してもらえないと感じた時など、特に強い反応を示します。さらに手の常同運動などにも強く現れます。

4 症例

　出生40週、3500g、独歩。1歳7ヵ月、2語文は可能でしたが、2歳頃から退行が始まりました。6歳でレット症候群と診断され（c.753del）、幼児期から音楽教育、水泳などをしながら幼稚園に通い、小学校に入学した頃から母親が字を教え始めました。最初はクレパスで殴り書きをすることから始まって、やがて鉛筆を持たせ、母親が介助しながら字を書く練習を行っていました。現在、独歩は可能ですが、きわめて不安定で側弯に対してDSBを着け、運動療法（ボバースアプローチ）を続けています。本人がペンを使って診察のたびに持参する報告分の一部を示します（図16）。

レット症候群を診る時は、本人が周囲を良く理解していること、また周囲の人もレット症候群の事がわかっているかを確認してから、穏やかに静かに話かける、刺激を少なくするなどの配慮も必要です。前記で述べた患者は鉛筆を持ち続ける事が出来ませんので、鉛筆介助や指文字で書く事が多くなりました。彼女の締めくくりの言葉は「何もわかっていない」ではなくて、「なんでもわかっている」と考えてもらったら、もっと多くのレットの子どもの発達が良くなるのに、というものでした。彼女ほど言語理解が可能で、かつ、書字まで可能な人は、多くはありません。
　レット症候群のリハビリテーションから学ぶことは、障害のある子ども達の発達を判定する方法を、

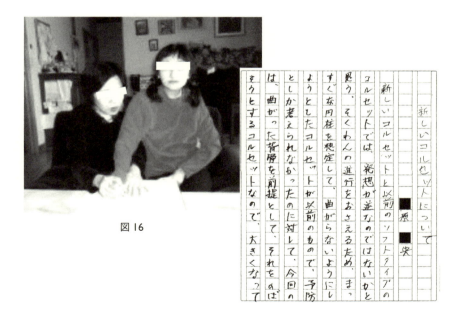

図16

最近のIT化の技術などで広げることができればと考えます。

3. まとめ

レット症候群はきわめて多彩な症状を呈し、又運動機能もまったくの寝たきりから独歩可能まで、障害の程度はさまざまです。それに対するリハビリテーションでは、多くの方法を使って改善を試みます。基本的には脳性麻痺児と同じく、運動発達を促進するため、早期から積極的に抗重力位の練習を重視します。そのため、座位、立位などを早くから多く経験させることが大切です。短下肢装具、特製椅子、立位台など、必要に応じても使用します。ただし、レット症候群は手の使用が困難なので、歩行器、杖などは使用せず、徒手介助で歩行練習をする必要があります。このような抗重力姿勢の練習の中で、全身の筋協調性を獲得していきます。レット症候群で特異にみられる症状は、平衡反応（立ち直り反応も含む）に左右差が著明な場合があることです。立位・歩行で失調症状としてみられますが、側弯の発生、進行に関与していると思われる場合もあります。その場合には、プレーリーくんの設計を立ち直り反応の弱い側に支柱を立て、支えるように変更する事もあります。

Meir Liotan[6,7]らはこの立ち直り反応の左右差を利用し、側弯の治療を行っています。底面を凸側を高く傾斜させた椅子、立位台などを定時的に使用する

プログラムを決めて、毎日行って効果があったと報告しています。その他、音楽療法、水治療法なども有効とされていますが、これらは本人の精神的、身体的過緊張を緩めるのに役立っているものと思われます。

　いずれにしても、レット症候群はきわめて感受性が高く、少しの変化（場面、介助者、口調、体の動き）に敏感に反応し、過緊張になるため、出来ていたことも出来なくなる事がしばしば見ます。治療者など、関与する周囲の人達の優しい心遣いが必要です。

参考文献

1) 紀伊克昌（監修），『ボバース概念の実践ハンドブック』，パシフィックサプライ株式会社，1998.
2) N. R. Finnie（編著），梶浦一郎（監訳），鈴木恒彦（訳）『脳性まひ児の家庭療育　第3版』，医歯薬出版株式会社，2012.
3) 梶浦一郎，鈴木恒彦（編）『脳性麻痺のリハビリテーション実践ハンドブック』，市村出版，2014.
4) 梶浦一郎，森口悠，幼児期発症の側弯変形に対するDSB（愛称プレーリーくん）による治療の試み（第一報），近畿小児整形外科，24：29-32，2011.
5) 梶浦一郎ほか，脳性麻痺にみられる側弯に対する新しい装具（Dynamic Spinal Brace）による治療報告（第一報），脊柱変形，24(1)：65-9，2009.
6) Lotan, M. *et al.*; Managing Scoliosis in a Young Child with Rett Syndrome: A Case Study. *The Scientific World Journal.* 5: 264-73, 2005.
7) Lotan, M. *et al.*; Physical Therapy Intervention for Individuals with Rett Syndrome. *The Scientific World Journal.* 6: 1314-38, 2006.

③ 社会福祉資源

1. はじめに

　小児神経疾患を有する患者さんでは、知的障害や運動障害を有することも多く、さまざまな公的支援制度があります。支援制度は、申請主義で、患者・家族が申請しないと適用されません。したがって、担当する医師を含め、関係する医療者はもちろん、患者家族は、福祉制度のことを理解していなければいけません。

　レット症候群は、重度の知的障害と運動障害を来すため、こうした福祉制度を利用することで、さまざまな支援を受けることができます。

　ただし、こうした福祉制度は時代とともに変化していきます。この書籍が出版される2015年初頭は、それぞれ43年、41年の歴史を持つ特定疾患（難病）制度、小児慢性特定疾患治療研究事業（小慢・慢特）が変革される時期となっています。他にも、今後変化することもあるかもしれません。また、国によらない制度は、支援の内容や支援される条件が、自治体により大きく違う場合もあり、実際のところは、申請窓口で確認することが必要です。

この章では、各制度について、概説します。

2. 医療費助成

1 子ども医療費助成制度（乳幼児医療など）

各自治体が小児の医療費の自己負担分の一部または全額を負担する制度です。通常は、未就学児なら2割、小学生以上はかかった医療費の3割を支払う必要があります。しかし、子育て支援策として、自治体が医療費を負担する制度が広がってきました。

助成の内容や方法は、自治体により異なります。対象年齢や、入院と通院で助成内容が異なることや、保護者の所得に応じた制限があることもあります。助成のしかたも、病院窓口で専用の医療証を提示すると、その場での支払いが免除される場合や、いったん窓口では通常通りに支払い、後から自治体に請求するというものもあります。

自治体が決定している助成制度なので、市役所や区役所、町役場などで申請します。

2 訪問看護利用助成制度

自治体により行われる助成で、同様の制度のない地域もあります。一定の障害を有する患者の訪問看護の利用料を助成するものです。条件としては、身体障害者手帳1級・2級を所持する障害児(者)、重度の知的障害児(者)、身体障害かつ中等度の知的障害児(者)などがあたります。訪問看護の利用料は、難病医療制度（小児慢性特定疾患および特定疾患）で利

用負担軽減が図れますが、難病医療に該当しない場合でも、上記程度の障害者手帳を所持してれば、利用助成の対象となります。また、各市区町村で、4歳未満の医療処置が必要な子どもで、難病医療や手帳の該当にならない場合、市区町村独自で、利用助成制度を受けることができます。(レット症候群の患者は小児慢性特定疾病制度に入るので、この制度を使う必要はないと考えられます)

申請窓口は、市区町村窓口及び保健センターです。

3 小児慢性特定疾病医療助成

2014年まで、小児慢性特定疾患治療研究制度と呼ばれていました。レット症候群は、この中に含まれています。制度が発足した当初は、厚生事務次官通知に基づく補助金事業で、法律で位置づけられたものではなく、安定的な制度ではなかったため、2004年に児童福祉法を改訂して、法律に位置づけられました。しかし、その後も実質的には医療費助成のみで、疾病の研究を推進して、より良い医療を推進するための制度とはなっていないこと、医学の進歩で疾病の種類も多く増えているのにもかかわらず、指定されている疾病が少ないことなどから、改正が望まれていました。

2014年に児童福祉法がさらに改正されて、2015年1月から新しい小児慢性特定疾病制度が始まりました。この改正により、対象疾患が旧制度の514疾病から704疾病に増えます。所得に応じて医療費の自己負担分の上限が設定されて、それ以上の医療費は助成

されます。

　この助成では18歳までが支援対象ですが、20歳までは延長が可能です。これまでは、重症申請が認められれば医療費の全額が無料でしたが、2015年の改訂から、重症であっても一部自己負担が発生することになりました。また、入院中の食事負担も全額無料でしたが、2分の1負担になります。訪問看護なども、この医療費で助成対象となります。

　申請は保健所で、診断・更新申請書は都道府県知事が指定した指定医に限定されます。また、受診する医療機関について、受給者証の指定医療機関に受診予定の医療機関名を申請し、記載が完了すれば利用が可能です。

4 障害児（者）医療費助成

　障害児（者）医療費助成は、心身障害児（者）が医療を受ける際、医療保険の自己負担分を助成するものです。対象は、身体障害者手帳1級・2級、もしくは療育手帳Aの患者、療育手帳Bの場合には身体障害者などといった条件がありますが、これは市区町村により異なりますので、確認が必要です。受給には所得制限があります。

　申請は市区役所・町村役場の担当窓口です。医師による所定の診断書は必要ありません。

5 難病患者への新たな医療費助成制度

　小児慢性特定疾病制度が小児のみを対象として年齢制限があるのに対して、難病制度では年齢制限が

ありません。双方とも、医療費は原則2割負担ですが、医療費が高額となった場合に、自己負担額の上限が所得に応じて変わります。

「難病」とは、厚生労働省が決めた用語で、発病の機構が明らかでなく、治療方法が確立しておらず、稀少な疾病であって、長期の療養を必要とするもの、とされています。特に「指定難病」とは、難病のうち、患者数が本邦において一定の人数に達しないこと（目安として0.1％程度以下）、客観的な診断基準が確立していることの2条件を満たし、患者の置かれている状況から見て、良質かつ適切な医療の確保を図る必要性が高いものとして、厚生労働大臣が指定したものとなります。この指定難病には、医療費の助成がつきます。

指定難病は、2014年までは56疾病でしたが、2015年1月から110疾病となり、2015年夏には300疾病に拡大される予定です。指定された場合には、医療費の自己負担分が2割となり、月額自己負担上限額が設定されます。この受給には所得制限があります。そして2015年2月、レット症候群は指定難病に指定されました。

申請は保健所で、診断・更新申請書の作成は都道府県知事が指定した指定医に限定されます。また、受診する医療機関も都道府県知事が指定した指定医療機関に限定され、それ以外の医療機関で受療した際の医療費は、医療費支給の対象にはなりません。

6 自立支援医療（精神通院医療）

在宅精神障害者の精神医療を普及させるために、通院に対する公費負担制度が設けられたのが最初です。てんかんも対象の疾患に入っており、レット症候群では、てんかんを有する場合には適応があります。通院医療にかかる医療費の10%が自己負担になります。精神通院医療に関係のない医療費は負担されません。受給には所得制限があります。

申請は、市区役所・町村役場の担当窓口です。医師による所定の診断書が必要です。この制度を適応できるのは、受診する病院が、受給者証に記載されている指定自立支援医療機関の場合にのみで、主治医もてんかんなどの精神疾患に診療従事した経験が3年以上ある必要があります。

3. 手帳制度

1 身体障害者手帳

身体障害者手帳は、視覚障害や聴覚障害、肢体不自由、さまざまな内臓の障害などについて、それぞれ障害者手帳制度がありますが、レット症候群の場合には、ほとんどが肢体不自由の手帳を申請することになると考えられます。

手帳を持つことにより受けられるサービスは、手帳の等級により異なりますが、その中でも重要なものとして、心身障害児(者)医療費助成、補装具の交付・修理、所得税・住民税の控除・減免、特別児童扶養手当、障害児福祉手当、重度心身障害児(者)手当、特

別障害者手当といった手当類などがあります。

　申請は、市区役所、町村役場の担当窓口になります。医師による所定の診断書が必要ですが、都道府県ごとに登録された指定医の診断を受けて診断書・意見書を作成する必要があります。どの程度の障害で等級を認定するかは、原因疾患や年齢によって異なり、「機能の著しい障害」と書かれているものが、どの程度の障害であれば「著しい障害」にあたるのかという部分は、少しわかりにくい言葉でしか公表されていないため、指定医に診断書を作成してもらう必要があります。

2 療育手帳

　知的障害（精神遅滞）のある児童・者に発行されます。一貫した指導・相談などが行われ、各種の援助措置を受けやすくすることを目的にしています。療育手帳を持つことにより、障害者福祉サービスの利用が可能になり、行動援護（ガイドヘルパー）や移動支援事業を活用できます。また、後述するように、多くの手当を受給するときに持っていると有利になります。

　療育手帳の障害程度は等級があり、Aが重度（知能指数が35以下）、B1が中等度（36以上50以下）、B2が軽度（51以上75以下）となります。

　申請は、市区役所、町村役場の担当窓口で、認定は、地域の子ども家庭センター・児童相談所が行います。

　病院からの紹介状や診断書は必要ありません。

3 精神障害者保健福祉手帳

　精神障害の状態にある児・者が、各種の福祉制度上の支援、援助を受けられることを目的にしています。レット症候群の患者の場合に限らず、手帳を持っていれば、税の控除や減免が主なメリットになります。障害者福祉サービスや行動援護（ガイドヘルパー）、移動支援事業の利用が可能になります。

　申請は、市区役所・町村役場の担当窓口です。医師による所定の診断書が必要ですが、診断書を作成する医師は、精神保健指定医か、その他精神障害の診断、または治療に従事する医師であることが必要です。以前は、精神保健指定医でなければ記載できませんでしたが、現在は、主治医として携わっている場合には、小児科医でも記載できるようになっています。

4. 手当類

1 特別児童扶養手当

　特別児童扶養手当は、20歳未満の在宅あるいは入院中の心身障害児を養育している扶養義務者に支給されます。施設入所は対象になりません。対象は、1級は身体障害者手帳1～2級、療育手帳A判定程度、2級は身体障害者手帳3～4級、療育手帳B判定程度に相当する障害を有している場合です。レット症候群の場合には、ほぼ全員が基準を満たすと考えられます。受給には所得制限があります。

　申請は、市区役所・町村役場の担当窓口です。医

師による所定の診断書が必要ですが、診断書を作成する医師には指定医のような資格は必要ありません。

2 障害児福祉手当

　障害児福祉手当は、20歳未満の在宅の重度心身障害児で、日常生活活動が著しく制限され、介護を要する状態の者に支給されるものです。対象は、身体障害者手帳1級、もしくは療育手帳1度（おおむね発達指数が20未満）と同等の障害を有している場合です。レット症候群の場合には、基準を満たすと考えられます。受給には所得制限があります。

　申請は市区役所・町村役場の担当窓口です。医師による所定の診断書が必要ですが、診断書を作成する医師には指定医のような資格は必要ありません。

3 特別障害者手当

　特別障害者手当は、身体または精神に著しい重度の障害を有する人に支給されます。対象は、20歳以上で、身体障害者手帳1級または2級程度かつ療育手帳1度または2度程度の障害が重複している人か、同程度の障害が重複している人です。受給には所得制限があります。

　申請は市区役所・町村役場の担当窓口です。医師による所定の診断書が必要ですが、診断書を作成する医師には指定医のような資格は必要ありません。

4 重症心身障害者手当（重度心身障がい者介護手当）

　この手当は、自治体により支給のある地域とない

地域があるようです。重度の知的障害と身体障害を重複して有する人、または介護している人に支給されます。支給額も自治体により、大きく違います。自治体独自の制度のため、申請・判定は市区役所・町村役場の担当窓口に問い合わせてください。（前述のように制度がない自治体もあります）

5 障害基礎年金

　障害基礎年金は、国民年金に加入している期間中、または20歳前に生じた病気やけがにより障害を持つことになった者に年金が支給されるものです。障害程度としては、障害者手帳1級または2級に相当します。レット症候群の場合には、後者に当たり、この場合には20歳になった時に、受給権が発生します。

　申請は市区役所、町村役場の国民年金窓口や年金事務所などです。所定の診断書が必要です。

6. 介護給付など
　障害者総合支援法によるサービス

1 障害者福祉サービス

　2006年から、共通の制度で福祉サービスと公費負担医療を提供することを目指した障害者自立支援法が施行され、さらに2014年には、これを改訂し障害者総合支援法が施行されました。この変更により、支援の対象が、身体障害者、知的障害者、精神障害者（発達障害者）に加え、一定の難病患者も含むようになりました。また、従来の患者を分けていた「障害

程度区分」が実態に合っていなかったため、必要とされる支援の度合いを総合的に示す「障害支援区分」に改正されました。

　重度訪問介護の対象が重度肢体不自由者のみから、重度の知的障害や精神障害から行動障害のある人も含まれるようになりました。共同生活を行う場所も、ケアホームがグループホームに一元化されました。

　サービスは、大きく介護給付と訓練等給付に分かれます。介護給付には、居宅介護（自宅での入浴・排泄・食事の介護など）、重度訪問介護（重度障害者に対して居宅介護に加えて外出時の移動支援を含む）、重度障害者等包括支援、重度訪問介護、療養介護といった在宅で行うものや、短期入所、施設入所支援といった自宅外や入所施設で行われるものがあります。訓練等給付には、自立訓練（機能訓練と生活訓練の2種）、就労移行支援、就労継続支援、共同生活援助といった支援があります。

　18歳未満の子ども、障害児に対するサービスは、従来、児童福祉法や障害児自立支援法など複数の制度によって行われてきましたが、2012年より、児童福祉法に一本化されました。主に通所する障害児を支援する場所として、児童発達支援センターと児童発達支援事業が設けられ、就学中の障害児には、放課後や長期休暇中の訓練のために、放課後等デイサービスが、保育所における集団生活適応のための保育所等訪問支援が設けられています。また、入所施設には、福祉型と医療型の障害児入所施設を設けます。

　申請は、市区役所と町村役場の担当窓口です。18

歳以上では、障害支援区分に関する医師の意見書が必要です。

2 補装具

　車椅子や坐位保持装置、歩行器、起立保持具などの補装具も自立支援法による給付の対象となりました。対象は、身体障害者手帳を有する障害児(者)です。

　申請は福祉事務所もしくは市区役所と町村役場の担当窓口です。医師の意見書が必要ですが、18歳未満では、指定医療機関または療育指定保健所の医師が、18歳以上では、身体障害者福祉法による指定医もしくはリハビリテーション科専門医などの医師が記載する必要があります。

4 今後期待される治療

1. はじめに

　1966年のレット症候群の論文発表以来、数多くの研究と治療の試みがなされています。2014年3月末現在、「レット症候群」をキーワードに米国医学図書館PubMedで検索すると、2600件余の研究論文がみつかります。そのうち、1999年の原因遺伝子発見以降では1800件を越え、2001年のモデルマウスの発表以降では1600件にのぼります。最近10年間、世界中で急速に研究が進められていますが、いまだに有効な治療法はありません。しかし、欧米ではいくつかの治験が行われています。ここでは、最近の治療に向けた日本の研究と治療法開発の最前線を概説します。

2. 日本のレット症候群の治療に向けた研究

　日本のレット症候群の研究は、1980年代より臨床生理学的研究を中心になされ、近年では臨床遺伝学的、あるいは分子生物学的研究を精力的にすすめられています。これらの方向性は治療法の開発へと向

けられています。ここでは、最近注目されているいくつかの研究を紹介します。

1 基礎研究から治療へ

レット症候群の約80％はメチル化CpG結合タンパク2（*MECP2*）遺伝子の異常に基づきます[1]。MECP2の働きは、この分子が結合した遺伝子の転写を抑えることによってその発現を制御することで、転写抑制因子として知られています。

2001年に*Mecp2*欠損マウスがレット症候群の症状を模しているという報告以降、これまで数多くの種類の*Mecp2*遺伝子改変マウスが作られてきました。その詳細は省きますが、病態解析や治療法開発へ大いに役立っています。私たちは、*Mecp2*欠損マウスとレット症候群患者脳からMECP2の標的遺伝子としてインシュリン様成長因子結合タンパク-3（*IGFBP-3*）をみつけました[2]。このIGFBP-3は生体内でインシュリン様成長因子1（IGF-1）の細胞間輸送や組織内濃度調節を行っています。IGF-1はNeuroliginというシナプスに働く物質を活性化し、GABA受容体やグルタミン受容体を形成する働きがあることが知られています[3,4]。そのため、MECP2の機能障害がIGFBP-3の量的異常を引き起こし、さらに細胞内IGF-1の分布異常をもたらし、シナプス形成や機能維持に重大な欠陥をもたらすものと考えられています。このIGF-1の分布異常を改善することが治療に使えないか、という試みが米国で行われています（後述）。

また、国内のいくつかの施設では、レット症候群患者からiPS細胞を作成し、病態研究や治療法開発に取り組んでいます。

2 臨床研究から治療へ

　最近の研究から、レット症候群の生物マーカーに血液中グレリン濃度が利用できる可能性がでてきています。Mecp2欠損マウスの研究では、グレリン血中濃度の低下が報告されています。これをもとに、レット症候群患者と対照例の空腹時グレリン、成長ホルモン、IGF-1の血中濃度を測定した結果、レット症候群患者の体重とグレリン血中濃度で負の相関があることがわかりました。特に前思春期では、レット症候群患者の活性型グレリン濃度が対照例に比し有意に高値でした[5]。この研究から、グレリンの血中濃度が幼小児期の身体発育の生物マーカーになるものと考えられています。また、グレリンの治験が始まりました（後述）。

3. 最近試みられている治療法

　Mecp2欠損マウスの研究で、Mecp2発現を回復すると症状が改善されることが報告されています。このことは、完全な症状の回復は難しいまでも、積極的な介入によって治療の可能性が期待できることを意味しています。これまで臨床治験で有効性が支持されているものはありませんが、ここでは欧米で進められている主な治験を紹介します（表）。

1 インシュリン様成長因子（IGF-1）

　Mecp2欠損マウスの研究から、IGF-1の投与によって活動量の上昇、異常呼吸の改善、心拍数の安定化、生存率の改善といった有効性が報告され[6]、その後IGF-1の治験が始まりました。イタリアでは、6例のレット症候群患者に6ヶ月間の投与を行った結果、5例で呼吸運動の改善と3例で運動機能の改善がえられています[7]。現在、米国で第2相治験がすすんでいます[8]。

2 NNZ-2566（IGF-1 [1-3]）

　NNZ-2566は、IGF-1の3つのアミノ酸を含むトリペプチド類似体で、脳への移行が良いことが知られています[9]。Mecp2欠損マウスへの投与で、呼吸運動と活動量、生存率の改善が報告されました[6]。

3 デキストロメトロファン（dextromethorphan）

　デキストロメトロファンは鎮咳剤として日常診療で使われている薬剤です。薬理作用として、非選択的セロトニン再取込み阻害作用とNMDA型グルタミン酸受容体阻害作用が知られています。米国で35名のレット症候群患者で治験を行ない、副作用はほとんどなく、脳波上のてんかん発作波を有意に減らしたと報告されています。現在、第2相治験がすすんでいます。

4 デシプラミン（desipramine）

　デシプラミンは三環系抗うつ薬で、セロトニン／

ノルアドレナリン再取込み阻害作用を有する薬剤であることが知られています。2007年に*Mecp2*欠損マウスで呼吸運動と生存率の改善が報告されました[10]。これは、脳幹の機能異常に基づいていると考えられています。その後、フランスの施設で治験が行われています。

5 フィンゴリモド（fingolimod）

フィンゴリモドは多発性硬化症の治療薬として使われている薬です。その作用機序として、スフィンゴシン1受容体を介して脳由来神経栄養因子（BDNF）の発現を上昇することが知られています。2012年、フィンゴリモドを*Mecp2*欠損マウスに投与して、協調運動と生存率が改善することが報告されました[11]。

6 EPI-743

EPI-743はミトコンドリアに作用して、抗過酸化作用を有する物質です[12]。すでに、ミトコンドリア病の治験が進み、相当数の蓄積症例数があります。米食品医薬品局（FDA）からオーファンドラッグ指定を受け、2013年よりレット症候群の治験が始まりました。

7 グラチラメル（Glatiramer Acetate）

グラチラメルもフィンゴリモドと同様に多発性硬化症の治療薬として使われています。作用点は異なりますが、同様にBDNFを介した神経保護作用による効果が期待されています[13]。

8 その他の治療の試み

　*Mecp2*欠損マウスを用いた実験段階であるが、いくつかの興味深い試みがなされています。

　①**骨髄移植**：*Mecp2*欠損マウスの研究から、正常ミクログリアを骨髄移植することにより、体重増加、無呼吸の減少などの呼吸運動の改善、運動機能の改善、生存率の改善がえられたことが報告されました[14]。しかし、神経細胞は*Mecp2*遺伝子変異を有したままであり、長期にわたる経過が不明であることなど臨床応用にはまだ多くの課題があります。

　②**グレリン**：グレリンは消化管ペプチドの1つで、消化管だけでなく脳にも存在することが知られています。*Mecp2*欠損マウスでは、グレリン投与で生存率の改善がみられました。また、レット症候群ではグレリンの血中濃度が低く、食思不振と便秘に相関していました[7]。また、骨密度との相関も報告されています[15]。本邦で初めてグレリンの治験が開始されつつあります。

4. 最後に

　ここに紹介した以外にもさまざまな試みがなされてきましたが、副作用などの問題から中止に終わったものも少なくありません。欧米では、患者さんも医師も海を越えて、国際的にさまざまな形で治験が組まれています（表）。日本でも、こうした流れに遅れることなく、治験を進めるために患者さんのデータベースをつくっています（詳しくは、レット

表　現在欧米で行われている主な治験

病院・研究機関など	薬剤・化合物	機序	改善が期待されている症状	治験の状況
ボストン小児病院／イプセン（米国）	インスリン様成長因子（Insulin-like growth factor I: IGF-1）	シナプス成熟など	呼吸運動、心電図異常、運動機能など	第2相
ベイラー医科大学・テキサス小児病院／アラバマ大学病院／ニューレン製薬（米国）	グリプロマイト（Glypromate: NNZ-2566（IGF-1 [1-3]; IGF-1 のトリペプチド類似体））	神経保護作用、抗炎症作用	呼吸運動、心電図異常、行動障害など	第2相
ジョンズ・ホプキンス大学／ケネディ・クリーガー研究所（米国）	デキストロメトロファン（dextromethorphan）	非選択的セロトニン再取込み阻害作用とNMDA型グルタミン酸受容体阻害作用	脳波異常、てんかん、行動障害など	第2相
マルセイユ大学病院（フランス）	デシプラミン（desipramine）	セロトニン／ノルアドレナリン再取込み阻害作用	呼吸運動	第2相
シエナ大学病院／エジソン製薬（イタリア）	EPI-743	抗酸化作用	臨床症状全般	第2相
バーゼル大学病院／ノバルティス（スイス）	フィンゴリモド（fingolimod, FTY720）	スフィンゴシン1受容体を介した脳由来神経栄養因子の発現上昇	運動機能、協調運動、言語機能など	第2相
シェバ医療センター／テバ製薬（イスラエル）	グラチラメル（Glatiramer Acetate）	脳由来神経栄養因子を介した神経保護作用	脳波異常、てんかん	第1相

症候群支援機構ホームページ（http://npo-rett.jp/rett_database.html）で紹介しています）。

　今後もさまざまな治験が行なわれますが、その中から有効な治療法が一日でも早くみつかることを期待しています。

参考文献

1) 伊藤雅之，レット症候群：自閉性障害をもつ特異な発達障害，SRL宝函，34(2)：28-39, 2013.

2) Itoh, M. *et al.*; Methyl CpG-binding protein 2(a mutation of which causes Rett syndrome) directly regulates insulin-like growth factor binding protein 3 in mouse and human brains. *J Neuropathol Exp Neurol.* 66: 117-23, 2007.

3) Graf, ER. *et al.*; Neurexins induce differentiation of GABA and glutamate postsynaptic specializations via neuroligins. *Cell.* 119: 1013-26, 2004.

4) Varoqueaux, F. *et al.*; Neuroligins determine synapse maturation and function. Neuron. 51: 741-54, 2006.

5) Hara, M. *et al.*; Ghrelin levels are reduced in Rett syndrome patients with eating difficulties. *Int J Dev Neurosci.* 29: 899-902, 2011.

6) Tropea, D. *et al.*; Partial reversal of Rett Syndrome-like symptoms in MeCP2 mutant mice. *Proc Natl Acad Sci U S A.* 106: 2029-34, 2009.

7) Pini, G. *et al.*; IGF1 as a Potential Treatment for Rett Syndrome: Safety Assessment in Six Rett Patients. *Autism Res Treat.* 2012: 679801, 2012. doi: 10.1155/2012/679801.

8) Khwaja, OS. *et al.*; Safety, pharmacokinetics, and preliminary assessment of efficacy of mecasermin (recombinant human IGF-1) for the treatment of Rett syndrome. *Proc Natl Acad Sci U S A.* 4596-601, 2014. doi: 10.1073/pnas.1311141111

9) Lu, XC. *et al.*; NNZ-2566, a glypromate analog, improves functional recovery and attenuates apoptosis and inflammation in a rat model of penetrating ballistic-type brain injury. *J Neurotrauma.* 26: 141-54, 2009.

10) Roux, JC. *et al.*; Treatment with desipramine improves breathing and survival in a mouse model for Rett syndrome. *Eur J Neurosci*, 25: 1915-22, 2007.

11) Deogracias, R. *et al.*; Fingolimod, a sphingosine-1 phosphate receptor modulator, increases BDNF levels and improves symptoms of a mouse model of Rett syndrome. *Proc Natl Acad Sci U S A.* 109: 14230-5, 2012.

12) Pastore, A. *et al.*; Glutathione: a redox signature in monitoring EPI-743 therapy in children with mitochondrial encephalomyopathies. *Mol Genet Metab.* 109: 208-14, 2013.

13) Ziemssen, T. *et al.*; Glatiramer Acetate: Mechanisms of Action in Multiple Sclerosis. *Int Rev Neurobiol.* 79: 537-70, 2007.

14) Derecki, NC. *et al.*; Wild-type microglia arrest pathology in

a mouse model of Rett syndrome. *Nature.* 484(7392): 105-9, 2012.
15) Caffarelli, C. *et al.*; The relationship between serum ghrelin and body composition with bone mineral density and QUS parameters in subjects with Rett syndrome. *Bone.* 50: 830-5, 2012.

おわりに

　私が初めてレット症候群に出会ったのは、小児科の教科書の中でした。レット症候群という病気は聞いたことがありましたが、「合目的的な手の運動」という言葉に違和感を覚え、10個以上もある診断基準項目に圧倒されて、この病気を診断するのは到底無理、と思ったことを覚えています。

　小児神経を専門とするようになり、「レット症候群がわかれば、神経のことはすべてわかる」と瀬川昌也先生、野村芳子先生がお話しされているのを聞き、いつかレット症候群のことをきちんと勉強したいと思うようになりました。その後、伊藤先生の下で研究をし、研究班にも入れていただいて、大阪に帰ってからは、何人かの患者さんも診療するようになりました。

　今回、レット症候群診療ガイドブックの編集と執筆にあたり、あらためて資料を読み、現在の臨床研究の到達点、特にオーストラリアでの大規模で洗練された臨床研究のデザインを学ぶことができ、とても有意義でした。

　今回の本は、「厚生労働科学研究費補助金障害者対策総合研究事業（障害者対策総合研究開発事業（神経・筋疾患分野））」の「レット症候群の早期診断と治療をめざした統合的研究の研究活動」の中から生まれてきたものです。執筆は、班員が中心となって無償で行い、臨床と研究で忙しい中、書いてくださいました。ともに研究班に加わっている基礎研究者の先生方から研究班会議で示唆をいただき、3つの患者会の方からの励ましもあり、ようやくこの本を形にすることができました。ことに、企画から出版に至るまで、貴重な助言をいただいた大阪大学出版会の岩谷さん、栗原さんには深謝いたします。

　レット症候群は、原因遺伝子が同定されてから15年が経ち、診断基準も整備され、新しい治療への光もようやく見えてきました。この本により、診断される患者さんが増え、レット症候群の子どもたちの診療に役立てていただければ幸いです。

　　平成27年1月

　　　　　　　　　　　　　　　　　　　　　　　　　　　　青天目 信

付記

レット症候群患者の治療を行っている主な施設と担当者

　レット症候群は希少性疾患であり、症状が多彩で年齢によって変化するという難しい臨床経過を取ります。その診断および診療には困難なことが少なくありません。その際に相談できる施設が必要です。そこで、我々がお手伝いさせていただきます。その施設と連絡先を記します（表）。是非ご利用ください。

　しかし、我々だけでは全国をカバーするだけの力はありません。レット症候群の患者さんたち、および日常診療にあたっている医師を支援していただける施設と医療従事者がありましたら、このレット症候群診療施設への登録をお願いいたします。その際には、下記代表までご連絡ください。

代表：伊藤雅之

国立精神・神経医療研究センター　神経研究所　疾病研究第二部

〒187-8502　東京都小平市小川東町4－1－1

（電話）042-341-2712（内線5823）、（電子メール）itoh@ncnp.go.jp

表　主な施設と担当者

レット症候群診療施設	連絡先
旭川医科大学附属病院 小児科 （担当者）髙橋 悟	〒078-8510 北海道旭川市緑が丘東2条1－1－1 （電話）0166-65-2111 （ホームページ） http://www.asahikawa-med.ac.jp/index_h.php
東京都立多摩北部医療センター 小児科 （担当者）伊藤 雅之	〒189-0002 東京都東村山市青葉町2丁目7－1 （電話）042-396-3811 （ホームページ） http://www.tamahoku-hp.jp/
大阪大学医学部附属病院 小児科 （担当者）青天目（なばため） 信	〒565-0871 大阪府吹田市山田丘2－15 （電話）06-6879-5111 （ホームページ） http://www.hosp.med.osaka-u.ac.jp/
久留米大学医学部附属病院 小児科 （担当者）松石 豊次郎，弓削 康太郎	〒830-0011 福岡県久留米市旭町67 （電話）0942-35-3311 （ホームページ） http://www.hosp.kurume-u.ac.jp/

索引

あ

アテトーゼ	130
息こらえ	166
胃食道逆流症	126
遺伝子異常	111
遺伝カウンセリング	31
遺伝子検査	34
遺伝子変異	61, 69, 77, 91
イレウス	125
胃瘻	12, 185
う触	208
運動失調	134
X染色体の不活化	30
エネルギー消費	190
嚥下障害	171, 174, 181
嚥下造影検査	176
応用行動分析	150

か

概日リズム	137
外反・扁平	196
過呼吸	165
仮性安定期	53
過眠	138
強剛	129
筋緊張異常	129
筋緊張亢進	129
空気嚥下	183
グレリン	99
グレリンの治験	246
痙縮	90
ケトン食療法	113
原因遺伝子	39, 41, 43
研究	241

言語能力	75
言語能力維持型	25, 27, 79
口腔清掃	210
抗重力位	226
抗てんかん薬	112
後天的な小頭症	189
行動主義	150
行動療法	70
広汎性侵害抑制調節	152
誤嚥	171, 177
誤嚥性肺炎	177, 180
骨密度	100
子ども医療費助成制度	230
コミュニケーション能力	80

さ

最近の研究	243
支持的診断基準	22
歯周病	209
自傷行為	149
ジストニア	131
失行	61
歯肉増殖	212
自閉傾向	9
自閉症	121
自閉症スペクトラム障害	121
自閉性	82
主要診断基準	21
障害基礎年金	238
障害児（者）医療費助成	232
障害児福祉手当	237
障害者総合支援法	238
消化管蠕動運動障害	183
常同運動	59, 65
小児慢性特定疾病医療助成	231
女児	9
自立支援医療（精神通院医療）	234
歯列不正	212

振戦	132
身体障害者手帳	234
診断基準	21
身長	95
精神障害者保健福祉手帳	236
成長	189
成長障害	190
脊柱側弯	191
摂食嚥下機能	173
摂食嚥下障害	171, 173
摂食障害	183
先天型	26, 28
早期発症てんかん型	26, 27
粗大運動	87

た

退行期	52
体重	95
第2相治験	244
脱臼	196
治験	243, 245, 247
知的障害	9
長期増強	148
痛覚麻痺	145
低緊張	129
停滞期	48
データベース	11, 192, 246
手の機能	57
手の常同運動	9
手もみ	57, 69
てんかん発作	108
典型例	11, 12
トイレトレーニング	187
頭囲	95
動脈血酸素飽和度	166
特別児童扶養手当	236
特別障害者手当	237
突然死	157

な

内反尖足	196
難病患者への新たな医療費助成制度	232
二次性カルニチン欠乏症	187
脳波	109
呑気	125

は

パーキンソニズム	133
発達障害	10
歯の外傷	210
パルスオキシメータ	167
晩期機能低下期	54
微細運動	87
非てんかん性エピソード	110
非典型的レット症候群	27
非典型例	11, 12
病期	89
標的遺伝子	40, 41
フェニトイン	162
不随意運動	129
舞踏運動	130
プレーリーくん (DBS)	199
分子病態	40, 42
平衡反応	226
便秘	125, 183
ボバース概念	215

ま

マウスピース	208
マカトン法	82
末梢血管運動反射	160
ミオクローヌス	130
無呼吸	142, 165
迷走神経刺激術	113
メラトニン	137
モデル動物	10

や

薬物治療	154
薬物療法	70
有病率	11

ら

リハビリ	92
療育手帳	235
臨床経過	52
臨床治験	243
レット症候群の研究	241
レット症候群の治験	245

A–Z

ABA	150
BMI	95, 192
CDKL5	26
congenital variant	26, 28
cyclin-dependent kinase-lilke-5 (CDKL5)	10
Dynamic Special Brace(DBS)	199
early seizure variant	26, 27
forkhead box G1(FOXG1)	10
FOXG1	26
IGF-1	99, 190
IGFBP-3	99, 190
LH/HF 比	159
MECP2	25
MECP2 遺伝子	191
MECP2 遺伝子変異の部位	189
Mecp2 欠損マウスの研究	244
Methyl-CpG-binding-protein 2 gene (MECP2)	9
preserved speech variant	25, 27
QT 延長	158
VF 検査	176, 179
wind-up	148

レット症候群診療ガイドブック

2015年3月23日　初版第1刷発行　［検印廃止］

編 著 者	青天目 信，伊藤 雅之
発 行 所	大阪大学出版会
	代表　三成賢次

　　　　　〒565-0871　大阪府吹田市山田丘2-7
　　　　　大阪大学ウエストフロント
　　　　　TEL 06-6877-1614
　　　　　FAX 06-6877-1617
　　　　　URL：http://www.osaka-up.or.jp

印刷・製本	日本印刷出版株式会社
装　　幀	江竜陽子(TAU GRAPHIC)
本文組版	小山茂樹(有限会社ブックポケット)

Ⓒ Shin NABATAME & Masayuki ITO 2015
Printed in Japan
ISBN 978-4-87259-496-6 C3047

Ⓡ〈日本複製権センター委託出版物〉
本書を無断で複写複製（コピー）することは、著作権法上の例外を除き、禁じられています。
本書をコピーされる場合は、事前に日本複製権センター（JRRC）の許諾を受けて下さい。